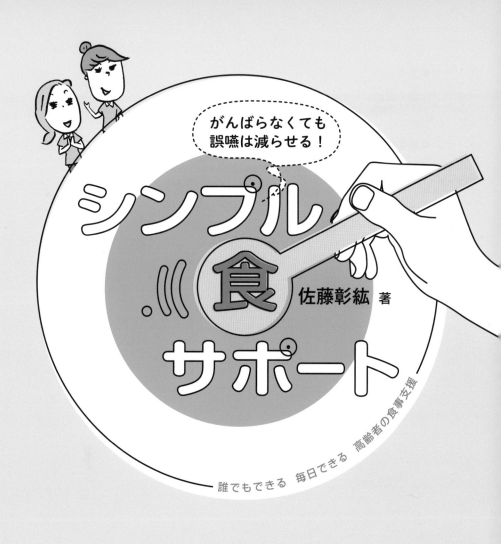

がんばらなくても誤嚥は減らせる！

シンプル食サポート

佐藤彰紘 著

誰でもできる 毎日できる 高齢者の食事支援

医歯薬出版株式会社

●著者

佐藤　彰紘（さとう　あきひろ）　目白大学保健医療学部作業療法学科

●編集協力

深松　幸子（ふかまつ　さちこ）　山梨県歯科衛生士会

This book was originally published in Japanese
under the title of :

GANBARANAKUTEMO GOEN-HA HERASERU!
SHINPURU SYOKU SAPŌTO
DARE-DEMO DEKIRU MAINICH DEKIRU KOUREISYA-NO SYOKUJI SHIEN
(Aspiration Prevention without Training !
 Simple Support for Mealtime)

Author :
SATO, Akihiro
   Associate Professor,
   Department of Occupational Therapy
   Faculty of Health Sciences
   Mejiro University

ⓒ 2019 1st ed.

ISHIYAKU PUBLISHERS, INC.
  7-10, Honkomagome 1 chome, Bunkyo-ku,
  Tokyo 113-8612, Japan

はじめに

　本書の執筆を終えようとしていた梅雨明けの暑い日，私の母が誤嚥性肺炎で死去しました．まだ67歳でした．多くの疾患を抱え寝たきり状態ではありましたが，肺炎になってから1カ月弱，亡くなる前日までコミュニケーションをとることができ，最期の瞬間は私たち家族に手を握られながら，驚くほど穏やかに，静かに旅立っていきました．

　母は長年，関節リウマチを患っていました．私の帰省の折には，変形して痛みのある手で，何度も病的骨折を起こして立っていることも辛い体で，子どものころ私が好きだった料理をつくってくれました．長年闘病を続けたその体はまさに満身創痍で，1年ほど前からは十分な食事量をとることもできなくなり施設に入所しましたが，私は母が最期のときを迎えるまで母に対し「がんばれ」という感情をもつことはありませんでした．それは，母は私が子どもの頃からこれまでずっとがんばってきたことを，よくわかっていたからだと思っています．

　今がんばれる人もいれば，これまでがんばってきて今がある人もいます．そして現在，医療や介護の現場で職員の頭を悩ませているのは，母と同じようにこれまでがんばってきて，今はさまざまな理由により機能訓練をこなすことが難しくなっている人への対応ではないかと思います．高齢者比率が増加の一途をたどるなか，超高齢で意思疎通が難しい人も増え，そのような人への食事状況の改善手段が「治療」や「機能訓練」中心の考え方では食事支援に行き詰まってしまいます．また，改善の見込みがない状況での機能訓練は患者さんにとっては苦しく，大切な時間を奪うだけのものにもなりかねません．

　これからの食事支援に必要なのは機能向上を目的とするものだけではなく，患者さんががんばらなくても，苦痛なく・楽しく・安全に食べるための，食事姿勢をはじめとする「環境的アプローチ」です．本書では環境的アプローチを中心に据え，「最低限ここだけは気をつけよう！」「こんなことが起こったらそれは危険な合図だよ！」という目のつけどころを"シンプル"に"わかりやすく"職員に伝え導くことを目的として出版いたしました．そのシンプルさ，わかりやすさが職員の「これならできる！」という自信につながり，そのことが患者さんの安全と笑顔を守ることにつながると私は考えています．

　母があのように穏やかに旅立つことができたのは，一部の職員の突出した高いケア技術のおかげではなく，病気で苦しむ母に対し，温かく接してくれた職員の方々の日々のケアとたくさんの笑顔が支えてくれたからだと思っています．本書がすべての患者さんの，そして職員の笑顔を守ることにつながることを願っております．

2019年8月

佐藤　彰紘

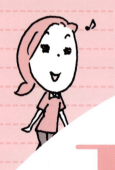

もくじ

I みんなでできる! 食サポートの支援技術

1 自力摂取の食サポート　003
1. 自力摂取の食事姿勢　004
2. 自力摂取の食具選択と食事動作　008
3. 自力摂取の食事環境(テーブル・椅子)と食事動作　012
4. 円背の人の自力摂取　016
5. 片麻痺の人の自力摂取　020
6. 認知症の人の自力摂取　024
7. 自力摂取の食具の選び方　028

2 介助摂取の食サポート　033
1. 介助摂取の食事姿勢　034
2. リクライニング位の食事姿勢と食事介助　038
3. 崩れないリクライニング位　042
4. 介助摂取の食具選択と一般的な介助方法　046
5. 重度嚥下障害の人のための特別なテクニック　050

3 口腔を清潔に保つために　055
1. 口腔清掃とその心構え　056
2. 歯・粘膜・舌の清掃　060
3. 義歯をきれいにする方法　064
4. 歯磨剤・保湿剤などの使い方　068

これならわかる！
II 食サポートの基礎知識

1 食サポート概論　　075
1. 訓練・治療ではない「食サポート」とは　　076
2. 本人の思いを支援する　　078
3. なぜうまくいかない？ 病院・施設の食事支援　　080
4. 誤嚥とは　　082
5. 医療・介護関連肺炎（NHCAP）とは　　084
6. 誤嚥性肺炎は食べながら予防する　　086

2 摂食嚥下の基礎知識　　089
1. これならわかる！ 食事の解剖・生理学　　090
2. 食事姿勢の選び方　　092
3. 食形態の分類と選択　　094
4. 「刻み食」は誤嚥性肺炎予防に有効!?　　096
5. トロミ調整食品の使い方　　098

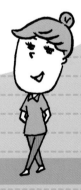

イラスト／パント大吉　　装幀・本文デザイン／mg-okada

みんなで
できる！

食サポート
の
支援技術

Ⅰ

自力摂取の
食サポート

指導のコツ 自分で食べられている今だからこそ，その状態を長く続けられようにサポートすることが必要です．それが将来的に介助量の少ない状態を長く続けることにつながります．食事は本人の気持ちが大切なので，それを無視して介助に切り替えてはいけません．自力摂取の食サポートのポイントは，本人が訴えられない食べにくさを介助者が気づいてあげること，そして本人が食べやすい環境を提供することです．どちらも食サポートの経験がなくても，コツをつかめばできるようになります．

「自分で食べられる人に支援は必要ないでしょ？」

✗ そのとおり！ 介助は時間内にどれだけこなせるかが勝負よ．余計な手間を増やしちゃダメ！

○ 自分で食べていても，食べにくいって感じている人はたくさんいるんだ．食べやすいように支援すれば，ムセなどのリスクを減らすこともできるし，ムセに対応する介助の手間も省ける．食べやすさの支援は，介助する人，される人の両方にとって良いことなんだよ．

「食べにくい」って言われたことないし……

✗ 患者さんの訴えは大事よ．でも訴えがないってことは，対応する必要はないのよ．

○ 患者さんは「食べにくい」って言ってくれないことが多いんだ．食べにくくてもきっと障害や歳のせいだと思って諦めているんだろうね．伝える認知機能が残っていない場合も多いだろうね．だから，私たちがその食べにくさに気づいてあげることが大切だよ．

　ここでは自力摂取の人の食べにくさに気づき，その対応ができるように以下の食サポートを学びます．

①	自力摂取の食事姿勢	p. 004
②	自力摂取の食具選択と食事動作	p. 008
③	自力摂取の食事環境（テーブル・椅子）と食事動作	p. 012
④	円背の人の自力摂取	p. 016
⑤	片麻痺の人の自力摂取	p. 020
⑥	認知症の人の自力摂取	p. 024
⑦	自力摂取の食具の選び方	p. 028

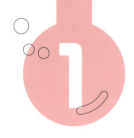

自力摂取の食事姿勢

良い

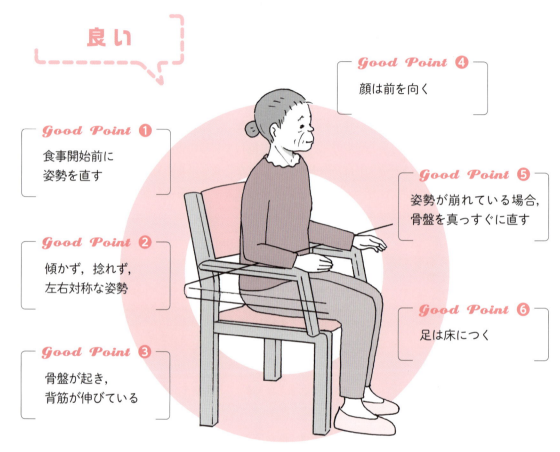

Good Point ①
食事開始前に姿勢を直す

Good Point ②
傾かず，捻れず，左右対称な姿勢

Good Point ③
骨盤が起き，背筋が伸びている

Good Point ④
顔は前を向く

Good Point ⑤
姿勢が崩れている場合，骨盤を真っすぐに直す

Good Point ⑥
足は床につく

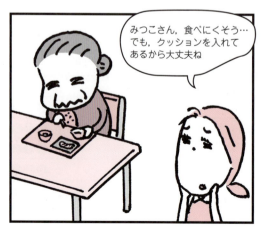

みつこさん，食べにくそう…でも，クッションを入れてあるから大丈夫ね

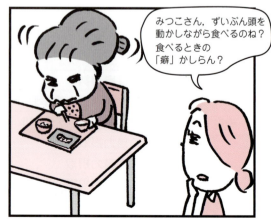

みつこさん，ずいぶん頭を動かしながら食べるのね？食べるときの「癖」かしらん？

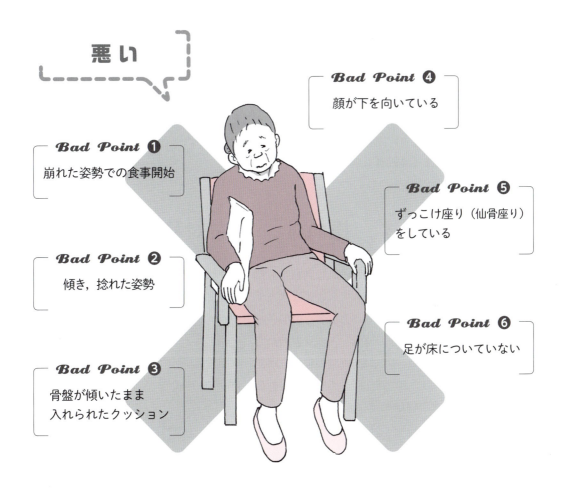

悪い

Bad Point ❶
崩れた姿勢での食事開始

Bad Point ❷
傾き，捻れた姿勢

Bad Point ❸
骨盤が傾いたまま
入れられたクッション

Bad Point ❹
顔が下を向いている

Bad Point ❺
ずっこけ座り（仙骨座り）
をしている

Bad Point ❻
足が床についていない

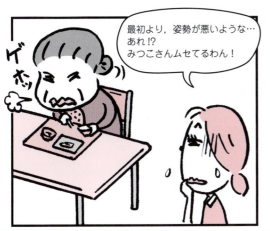

最初より，姿勢が悪いような…
あれ!?
みつこさんムセてるわん！

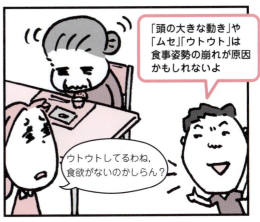

「頭の大きな動き」や
「ムセ」「ウトウト」は
食事姿勢の崩れが原因
かもしれないよ

ウトウトしてるわね，
食欲がないのかしらん？

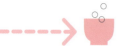 **自力摂取の食事姿勢のポイント**

Point 1 食事開始前に姿勢を直す

「姿勢が崩れたら，直してあげよう」ではいけません．「崩れる→直す」ではなく，最初から崩れにくい食事姿勢をとることによって，姿勢は崩れにくくなります．逆に最初の姿勢が崩れていると，その崩れ具合に比例して時間とともに姿勢がどんどん崩れていきます．

崩れた姿勢を支えるためには過剰な筋の活動を必要とします．それが正常な嚥下運動を阻害し，本人の疲労を招き，誤嚥を助長します．また疲労が傾眠につながり，食事後半になるとウトウトしてしまう高齢者も多くいます．

Point 2 傾かず，捻れず，左右対称な姿勢

姿勢の傾きや捻れは頭頚部周囲の筋に過剰な活動を生じさせ，誤嚥のリスクを高めてしまいます．ポイントは左右対称な姿勢にすることです．姿勢の左右への傾きは，頭部の傾きや両肩・左右骨盤の高さを正面から見ることで，捻れは，両肩の位置や両膝の位置を上から見ることで確認できます．非対称な姿勢であれば，食事開始の前に直してあげましょう．

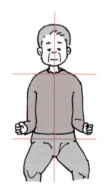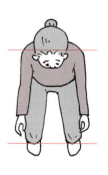

Point 3 骨盤が起き，背筋が伸びている

骨盤が起きた，いわゆる「良い姿勢」は食事の自力摂取など机上での上肢操作に適した座位姿勢です．逆に骨盤が後ろに倒れたずっこけ座り（仙骨座り）は，たとえるならソファに座っている座り方です．ソファでは体が後ろに倒れ，前に置いてある食事を食べにくいことが想像できるでしょう．このことからずっこけ座りでは食事時に体幹や頭部，上肢による代償動作や過剰な筋活動のために姿勢がさらに崩れ，誤嚥を起こしやすくなります．自力摂取では骨盤を極力起こした姿勢を心がけましょう．

Point 4　顔は前を向く

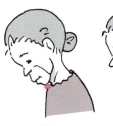
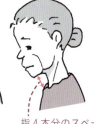

うっ，動けない…　　指4本分のスペースがgood！

　顔が極端に下を向いて食事をしている人がいますが，これは食事にとってとても悪い姿勢です．顔が下を向くと，顎と胸の間のスペースが狭くなるため，嚥下反射に必要な喉仏（のどぼとけ）の動きが妨げられて飲み込みが行いにくくなり，また食塊が口の中を抗重力方向に（山を登るように）運ばれなければならないために，口の中の食べカス（口腔内残渣（ざんさ））やよだれ（流涎（りゅうぜん））が増える原因になります．

　食事姿勢では頭頸部の軽度屈曲（前屈）位が飲み込みやすく誤嚥が少ない姿勢ですが，「軽度」という表現のとらえ方は介助者によって異なります．職員間で共通の認識ができるよう，食事時の頭頸部は「顔が前を向く」，かつ「顎から胸骨まで指4本分のスペース」と覚えましょう．

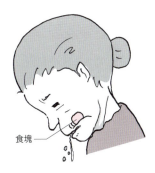

食塊

Point 5　姿勢が崩れている場合，骨盤を真っすぐに直す

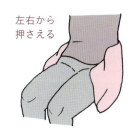

左右から押さえる

　どんなに体の傾きを直しても，骨盤が傾いていれば，またすぐに姿勢は崩れてしまいます．そのため，食事姿勢を安定させる一番のポイントは，骨盤を真っすぐに安定させることです．

　自力で骨盤位置を保てない場合はクッションを入れても良いですが，そのときは片側だけではなく両側からしっかりと支えるようにクッションを入れましょう．左右どちらかだけにクッションを入れたり，骨盤の傾きを直さずにクッションを入れたりしても，姿勢の崩れは直るどころか悪化します．

Point 6　足は床につく

　足は床，もしくは床と平行な台上にしっかりとつけていることが大切です．足が床についていないと，姿勢が崩れやすいだけではなく，口をスプーンに近づけることが難しくなり，全身の力も入りにくくなるため十分な嚥下機能を発揮できなくなってしまいます．特に身長が低い人は足が床についていないことが多いため，気をつけなければなりません．車椅子のフットサポートに足を乗せたままの食事も，体が後ろに倒れてしまうためやめましょう．フットサポートをはね上げて，足は床につけましょう（詳細はp.23参照）．

2 自力摂取の食具選択と食事動作

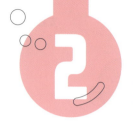

良い

Good Point ❶
肘が下がった食事動作

Good Point ❷
ペングリップでスプーンを握る

Good Point ❸
ペングリップがしやすいスプーンを選ぶ

Good Point ❹
口に入りやすい大きさのスプーン，食べ物が残らない深さのスプーン

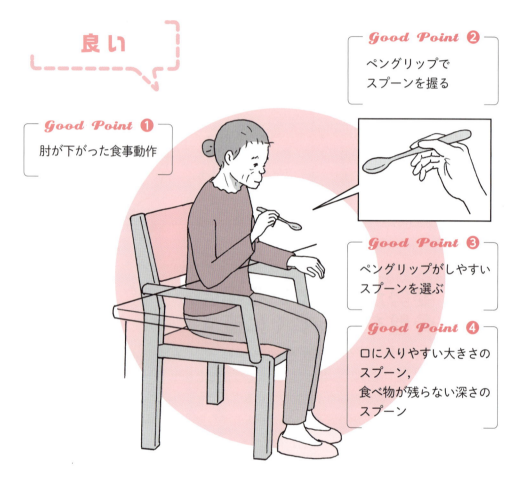

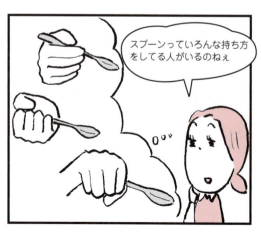

スプーンっていろんな持ち方をしてる人がいるのねぇ

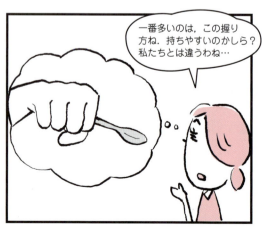

一番多いのは，この握り方ね．持ちやすいのかしら？私たちとは違うわね…

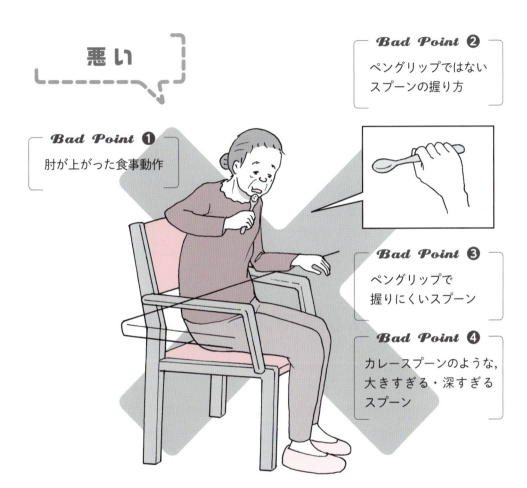

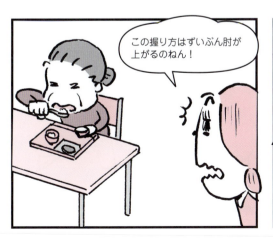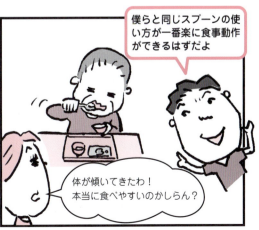

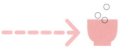 **自力摂取の食具選択と食事動作のポイント**

Point 1　肘が下がった食事動作

　肘が下がっているかどうかは，楽な食事動作を見極める，わかりやすいポイントです．肘が下がった食事動作は疲労感が少なく，重心位置も低いため，安楽な食事動作が可能になります．一方，肘を高く上げた食事動作は，重心が高くなり姿勢を崩しやすいだけではなく，何よりも腕を高い位置に保持することがとても大変です．健常成人であっても肘を上げた食事動作を30分間継続することは難しいでしょう．そして，疲れて肘が上がらなくなると，患者さんは体幹を傾けることでそれを代償します．これは左右非対称な姿勢になるので，姿勢を崩す大きな原因になります．

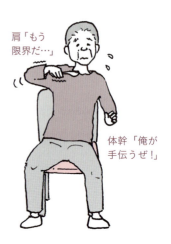

Point 2　ペングリップでスプーンを握る

　肘が上がる一番の原因はスプーンの握り方です．**図A**の握り方（ペングリップ）をしていれば肘の下がった食事動作が可能ですが，高齢者施設でよくみられる**図B**（回内位握り）の握り方ではスプーンすくい部の面調整を肩関節で行う必要があり，その結果，肘が高く上がった疲れやすい食事動作になってしまいます．また，小児施設では**図C**（回外位握り）のような握り方をする人がいますが，この握り方ではスプーンすくい部の面調整を手首（前腕）でも，肩関節でも行いにくくなるため，スプーンを口元に運ぶのではなく，顔をスプーンに近づける食事動作となります．顔をスプーンに近づけるには体幹や頭部の大きな運動が必要であり，それが姿勢の崩れや疲労の原因になります．スプーンの握り方はペングリップを基本にしましょう．

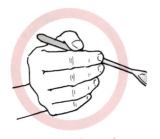
A．ペングリップ

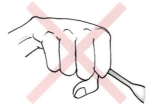
B．回内位握り

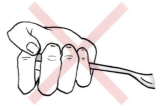
C．回外位握り

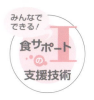

Point 3　ペングリップがしやすいスプーンを選ぶ

　ペングリップのしやすさを基準にスプーンを選びましょう．太い柄のスプーンは最も用いられている自助具の1つですが，ペングリップを行いにくくする場合があります．その際は図Bの握り方になるため，肘が上がってしまうことが多い自助具です．太い柄のスプーンなど特殊な形状のスプーンは対象者も限定的であり，ペングリップには自助具の中で自力摂取用として販売されている一般的な形状のスプーンが適している場合が多いです．患者さん個人に合わせて，ペングリップがしやすいスプーンを選んであげましょう．

　また，箸は肘が上がりにくく，ひと口量も多くならないため，大変良い食具です．箸の使用が可能であれば箸を使いましょう．

Point 4　口に入りやすい大きさのスプーン，食べ物が残らない深さのスプーン

　カレースプーンのような大きすぎる，深すぎるスプーンでは，患者さんの口にスプーンが入りきらない，または食べ物がスプーンに残ってしまうため，「すすり食べ」をしてしまいます．すすり食べは空気を吸い込みながらの取り込みになるため，患者さんの誤嚥リスクを高めてしまいます．そのため，ひと口で容易に口の中に入る大きさ，食べ物がスプーンに残らない深さのスプーンを選びます．

　介助用として販売されている小さく浅いスプーンを自力摂取に使っている場合がありますが，このようなスプーンを自力摂取に使うとスプーンから食べ物がこぼれそうになるため，患者さんはスプーンを口元に持ってくるのではなく，顔をスプーンに近づけるようになってしまいます．基本的には，自力摂取の人には介助用ではなく，自力摂取用として販売されている自助具のスプーンを使いましょう．

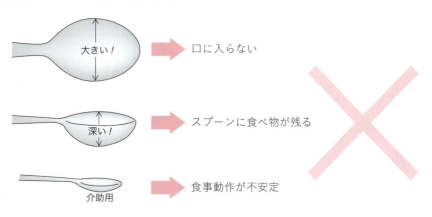

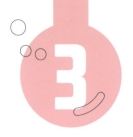

3 自力摂取の食事環境（テーブル・椅子）と食事動作

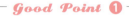

良い

Good Point ①
テーブルは
へその少し上の高さ

Good Point ②
肘かけやアームサポート
が食事動作を邪魔しない

Good Point ③
椅子の前縁と膝裏に
指2本分の隙間

Good Point ④
足が床につき，太ももが
座面につく椅子の高さ

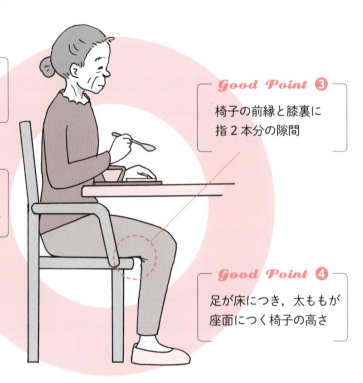

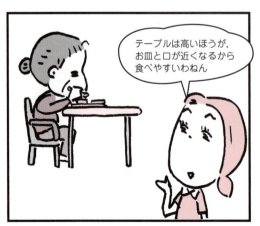

テーブルは高いほうが，
お皿と口が近くなるから
食べやすいわねん

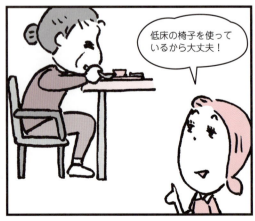

低床の椅子を使って
いるから大丈夫！

悪い

Bad Point ①
テーブルが高すぎる

Bad Point ②
肘かけやアームサポートが邪魔をして，肘を下げられない

Bad Point ③
お尻を引くと椅子の前縁と膝裏がぶつかる

Bad Point ④
足が床につかない，または太ももが座面から浮く椅子の高さ

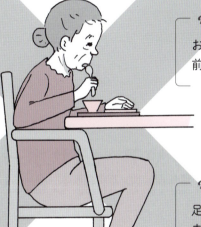

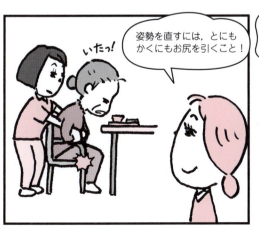

姿勢を直すには，とにかくにもお尻を引くこと！

いたっ！

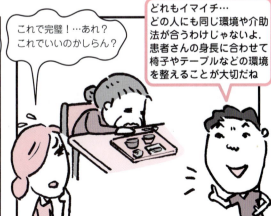

これで完璧！…あれ？これでいいのかしらん？

どれもイマイチ…
どの人にも同じ環境や介助法が合うわけじゃないよ．患者さんの身長に合わせて椅子やテーブルなどの環境を整えることが大切だね

自力摂取の食事環境（テーブル・椅子）と食事動作のポイント

Point 1　テーブルはへその少し上の高さ

テーブルの高さはへその少し上くらいが最も食事動作が行いやすい高さです．介助現場ではテーブルが高すぎるために，患者さんが肘を高く上げた食事動作をしていることがありますが，これは前項で述べたように姿勢を崩しやすくします．また，前項（p.10〜）ではペングリップの握り方を勧めましたが，これはテーブルが適切な高さであることが必須条件です．高いテーブルでの無理なペングリップは逆にスプーンのすくい部の面調整を困難にし，疲労を助長してしまいます（図）．

楽に肘を乗せることができる，「へその少し上の高さ」のテーブルを使いましょう．

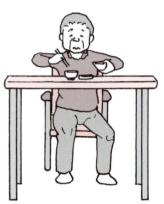

高いテーブルでは箸の操作やペングリップを行いづらい

Point 2　肘かけやアームサポートが食事動作を邪魔しない

肘かけやアームサポートが高すぎると，患者さんはその高い肘かけなどに腕を乗せて食事動作を行うため，肘の上がった食事動作になってしまいます．肘かけやアームサポートの高さは基本的にはテーブルの高さと同様に，へその少し上程度を目安としますが，椅子をテーブルに近づけることを肘かけなどが妨げないように配慮をしましょう．

Point 3　椅子の前縁と膝裏に指2本分の隙間

身長の低い人では椅子の奥行きが長すぎることがあり，その場合，膝裏と椅子の前縁がぶつかって痛みを生じてしまいます（図左）．そして，その痛みから逃れようとお尻を前にずらした「ずっこけ座り」になるのです．このような場合，何度お尻を引いて座り直してもすぐに元のずっこけ座りに戻ります．必要なのはお尻を引くことではなく，膝裏と椅子の前縁がぶつかっていないかを確認し，ぶつかっているようなら背もたれにクッションなどを入れて，体を全体的に前に押し出すことです（図右）．押し出しすぎると，太ももと座面との接触面積が減り，お尻に痛みが起こりやすくなります．椅子の前縁と膝裏に指2本分が入る程度を目安にしましょう．

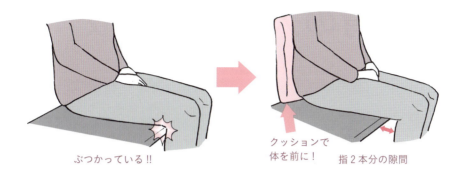

ぶつかっている!!　　クッションで体を前に!　　指2本分の隙間

Point 4　足が床につき，太ももが座面につく椅子の高さ

　椅子の高さは足が床につき，さらに，太ももがしっかりと座面につく高さにします．最近は低床の椅子を使用している施設が多くありますが，高身長の人が低床の椅子を使用すると膝が高く上がり，太ももが座面から離れてしまいます．この状態ではお尻の狭い面積で上半身の体重を支えなければいけないため，お尻に痛みを訴える，もしくは，お尻を前にずらした「ずっこけ座り」になる人が多くみられます．また，高く上がった膝は左右どちらかに倒れやすく，体が捻れたような変形姿勢を引き起こすことにもつながります．

　椅子を変更できない場合，足が床につかないなら足台を置いて，太ももが座面についていないなら座面にクッションを敷いて高さを補いましょう（図）．

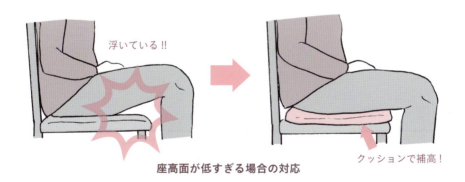

浮いている!!　　クッションで補高!

座高面が低すぎる場合の対応

4 円背の人の自力摂取

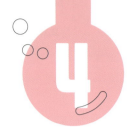

良い

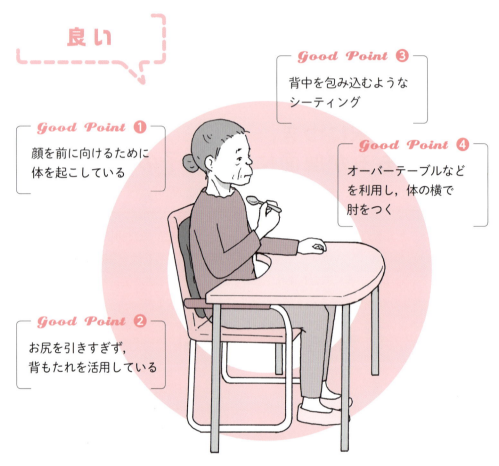

Good Point 1
顔を前に向けるために体を起こしている

Good Point 2
お尻を引きすぎず，背もたれを活用している

Good Point 3
背中を包み込むようなシーティング

Good Point 4
オーバーテーブルなどを利用し，体の横で肘をつく

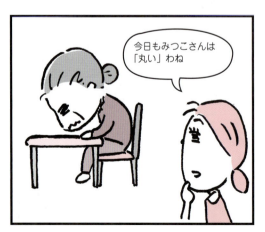

今日もみつこさんは「丸い」わね

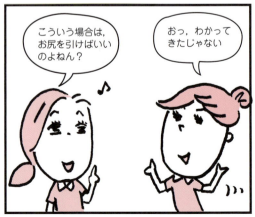

こういう場合は，お尻を引けばいいのよねん？

おっ，わかってきたじゃない

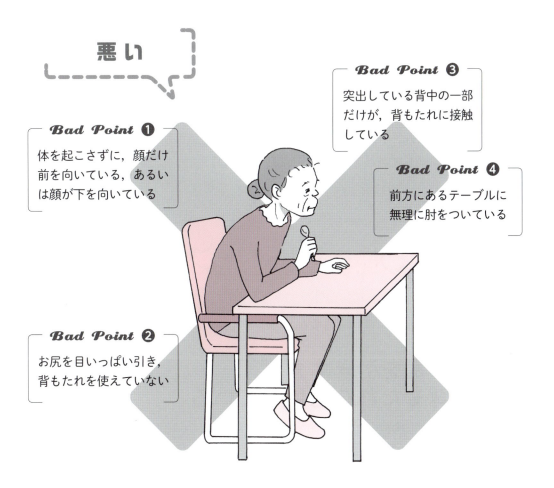

悪い

Bad Point ❶
体を起こさずに，顔だけ前を向いている，あるいは顔が下を向いている

Bad Point ❷
お尻を目いっぱい引き，背もたれを使えていない

Bad Point ❸
突出している背中の一部だけが，背もたれに接触している

Bad Point ❹
前方にあるテーブルに無理に肘をついている

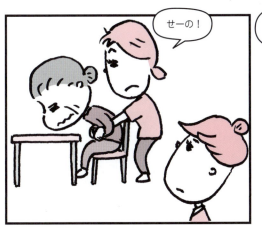

せーの！

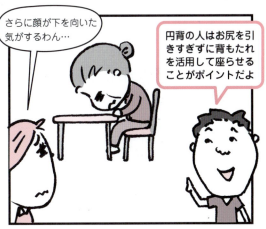

さらに顔が下を向いた気がするわん…

円背の人はお尻を引きすぎずに背もたれを活用して座らせることがポイントだよ

円背の人の自力摂取のポイント

Point 1　顔を前に向けるために体を起こしている

　円背の人は背中が丸くなり，顔が下を向くことが食べにくさの原因の1つです．ここで大切なのは，顔が下を向く原因は顔や首そのものではなく，体幹や骨盤にあるという点です．そのため，円背の人に「顔を上げてください」と言っても，体を起こさずに顔だけ前に向けるため，顎が上がった誤嚥しやすい頭頚部のポジションになってしまいます．

　円背の人には「体を起こすことで顔を前に向ける」という意識をもって，体幹，骨盤の位置調整を行うことが重要です．

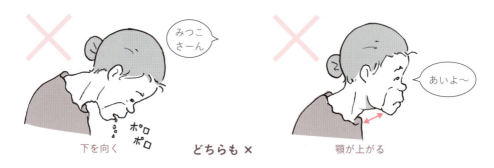

Point 2　お尻を引きすぎず，背もたれを活用している

　お尻を引くことは座位姿勢を直す一般的なやり方です．しかし，円背の人の場合は，お尻を引きすぎることで体が前に倒れて顔が下を向いてしまいます（**図左**）．そのため，円背の人はお尻を背もたれまで目いっぱい引くのではなく，お尻を少し前に出して，背もたれとお尻の間に少し空間をつくり，背もたれに寄りかかりやすいようにすると楽に体を起こすことができます（**図右**）．

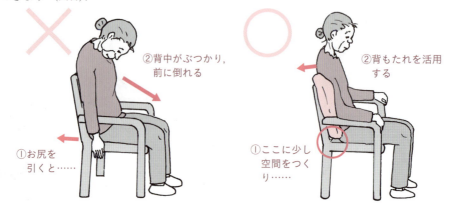

Point 3 背中を包み込むようなシーティング

　円背の人は背中の一部しか背もたれに接触しません．背中と背もたれの接触面積が狭くなると，姿勢が崩れやすいだけではなく，局所にかかる大きな力が褥瘡を引き起こしてしまいます．

　シーティングでは，圧力を分散するために，円背に限らず，背もたれ・座面と体との接触面積を増やすことが重要です．円背の人は背中が丸まっているので，それを包み込むようなシーティングが必要となります（）．

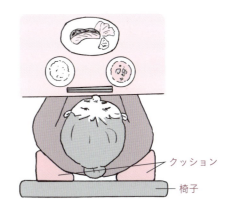

クッション
椅子

　円背の人の食事姿勢のポイントは次のとおりです．
・point ②のように，体を起こして背もたれを有効に利用する．
・その際に背中が痛くならないように，背もたれとの隙間をクッションなどで埋める．

Point 4 オーバーテーブルなどを利用し，体の横で肘をつく

　円背の人は，姿勢保持クッションなどを利用しても体を真っすぐに保つことが難しい場合が多くあります．そこで活躍するのがオーバーテーブル（）です．オーバーテーブルを利用して肘を体の横でつくと，円背の人の体を起こしやすくなります．

　ここで重要なポイントは「肘をつく位置」です．体の横で肘をつくと，肘が上半身を支えるサポートをしてくれるために体を起こした姿勢が安定します．しかし，体の前で肘をついてしまうと，体は前に倒れ，円背の姿勢を助長してしまいます．

　円背の人は，通常の食卓テーブルでは体の横に肘をつくことが難しく，無理に肘をつくと，体の前に肘をついてしまいます．そのため，体の横で肘をつけるオーバーテーブルが有効になります．

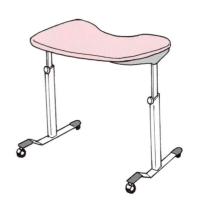

5 片麻痺の人の自力摂取

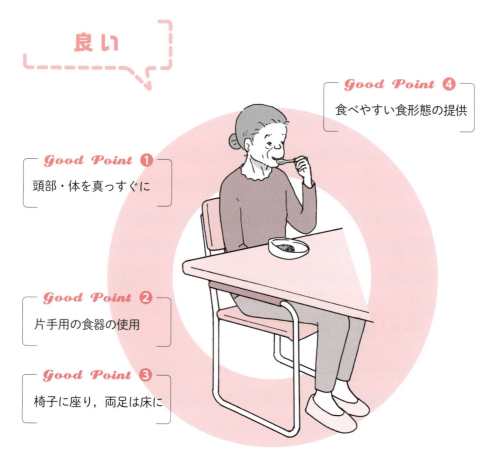

良い

Good Point ❶
頭部・体を真っすぐに

Good Point ❷
片手用の食器の使用

Good Point ❸
椅子に座り，両足は床に

Good Point ❹
食べやすい食形態の提供

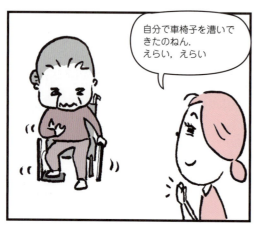

自分で車椅子を漕いできたのねん．
えらい，えらい

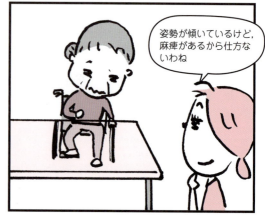

姿勢が傾いているけど，麻痺があるから仕方ないわね

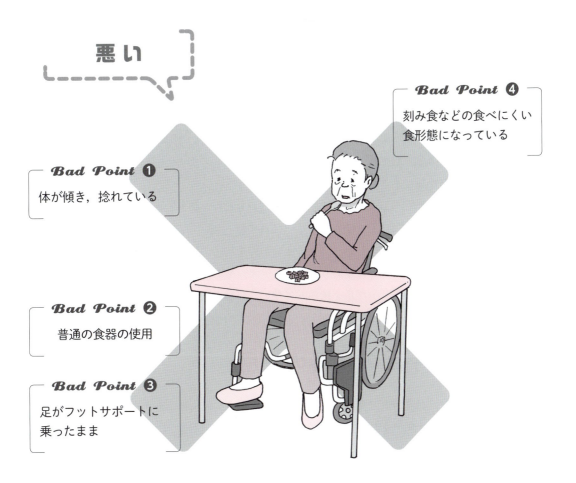

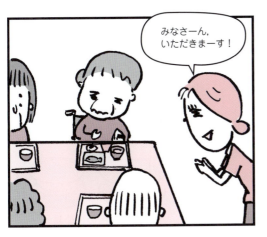

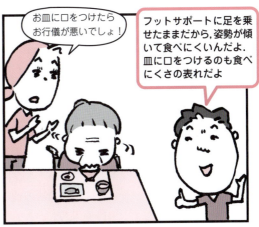

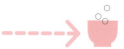 **片麻痺の人の自力摂取のポイント**

Point 1 頭部・体を真っすぐに

　片麻痺の人は左右どちらかの手足に麻痺が起こるため，体の傾きや捻れなど姿勢の左右対称性が崩れやすいことが特徴の1つです．そして，前述したように，左右非対称の姿勢は誤嚥の大きなリスクとなります（p.6参照）．

　脳卒中による片麻痺では，麻痺によって嚥下反射が弱くなることや，口腔周囲の筋がうまく働かなくなることが嚥下障害の直接的原因になります．そこに姿勢の崩れが加われば，嚥下障害の症状をより強くしてしまいます．逆に，姿勢を正しく保つことによって，嚥下障害による悪影響を最小限にとどめることが可能になります．

　片麻痺の人は「麻痺があるから，多少傾くのは当たり前」と思われがちです．特に自力で座位をとれる人，自力で車椅子を操作できる人には，座っている姿勢への目配りが不足しがちになる場合がしばしばです．しかし，たとえ自力で車椅子の操作ができたとしても，片麻痺の人が姿勢を崩しやすいことに変わりはありません．もし，座位が傾いているようであれば，クッションやオーバーテーブルを積極的に使い，姿勢を真っすぐにしてあげましょう．

Point 2 片手用の食器の使用

　片手用の食器は，お盆の上で食器が滑って動かないように，食器の底の摩擦が強く，重量が重くつくられています．また，食器の縁はスプーンですくいやすいように一方が高くなっているのが主流です（図上）．

　これらの食器はできればではなく，片麻痺の人には必ず使います．片麻痺の場合，一方の手が使えないので，「椀や皿を持つ，固定する」という手の役割ができなくなります．そのため，通常の食器を使用すると，患者さんはスプーンでうまくすくえず，食器に口をつけて食べようとしてしまいます．この食べ方は疲労や誤嚥の原因となるため，避けなければいけません．麻痺によって一方の手の役割を遂行できないので，それを食器で補うのはできればではなく，当然行うべき対応です．滑り止めマットをお盆に敷いて対応することがありますが，高さのあるお椀や皿ではすくう際に食器が倒れてしまうことが多く，やはり片手用食器の使用は必須です．

　特殊な食器ではなく，普段使用しているお椀や皿を動か

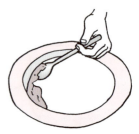
片手用の皿

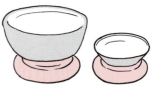
食器固定用の自助具

いように固定する自助具もあります．それを使えば，患者さんが使い慣れた食器で食事を楽しむことが可能です（**図下**）．

Point 3 椅子に座り，両足は床に

元気な片麻痺の人は車椅子を自分で操作して食堂に来室し，そのままの姿勢で食事を摂取することが少なくありません．こうしたときに問題となるのが，片足だけをフットサポートに乗せた座位姿勢です（**図**）．この姿勢は体が後ろに倒れるために食事動作を行いづらくなり，また麻痺側の骨盤が上がってしまい，体が左右に傾く原因になります．

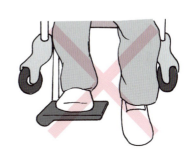

自分で車椅子を操作できる人は，椅子に移乗して食事をとることを基本としましょう．もし椅子での食事が難しければ，必ず麻痺側の足もフットサポートから下ろし，両足を床につけて食事をとりましょう．

Point 4 食べやすい食形態の提供

顔面の筋（下顔面筋）や舌の筋は，手足と同じように麻痺が起こりやすい部位です．みなさんも麻痺側の口が閉じない人を見たことがあるのではないでしょうか．この下顔面筋や舌は，口腔内圧を保ったり，咀嚼時に奥歯に食べ物を乗せ直したり，食塊形成をしたりと，食事摂取に大きな役割を果たしています．そのため，片麻痺によって下顔面筋や舌がうまく動かなくなると，食材を口腔内でうまくまとめられずに口の中が「散らかった」ような状態となり，頬と歯茎の隙間（口腔前庭）や舌上に食べカスが多く残ってしまいます（**図**）．

片麻痺の人で大変なのは，口が閉じずに口から食べ物がこぼれてしまうことではありません．口の中で食材がバラバラになり，それが誤嚥を引き起こすことや，細菌が繁殖する温床になることです．常食を刻んだだけの刻み食などバラバラになりやすい食形態は，片麻痺の人にとってとても食べにくい食形態です．口腔内の残渣の状況を確認し，麻痺の程度に応じて，食べやすい食形態を提供しましょう．

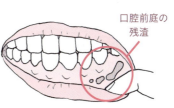

6 認知症の人の自力摂取

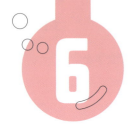

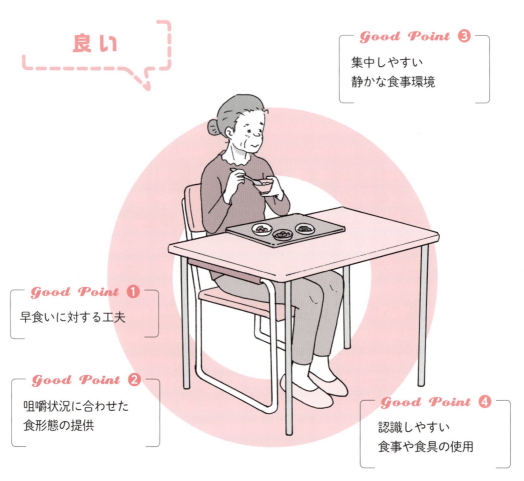

良い

Good Point 1
早食いに対する工夫

Good Point 2
咀嚼状況に合わせた
食形態の提供

Good Point 3
集中しやすい
静かな食事環境

Good Point 4
認識しやすい
食事や食具の使用

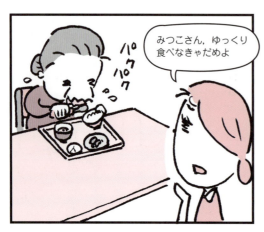

みつこさん、ゆっくり食べなきゃだめよ

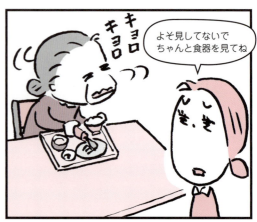

よそ見してないでちゃんと食器を見てね

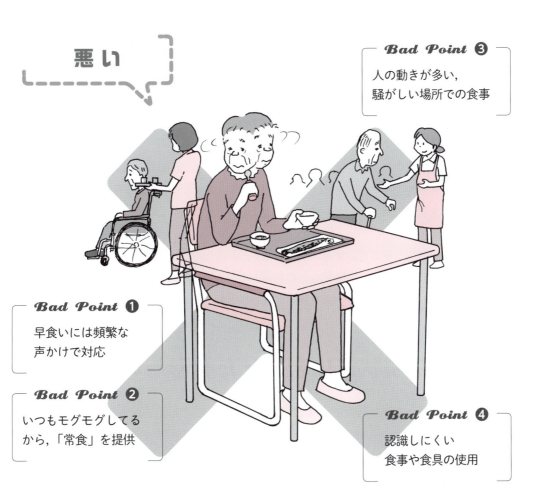
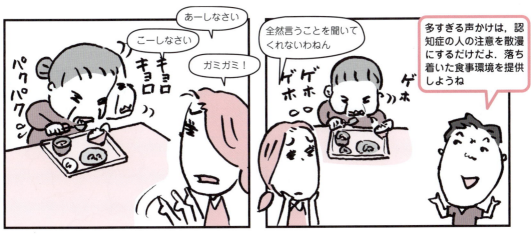

認知症の人の自力摂取のポイント

Point 1 　早食いに対する工夫

認知症の人には高頻度に「早食い」の症状がみられます．早食いへの対応として，食事を少量ずつ小鉢に盛りつける対応がよくとられます．同じ考え方で，松花堂弁当のように小分けにできる弁当箱（図）も効果があり，それを用いると小鉢に移す手間が省けるため，介助者の負担も軽くなります．

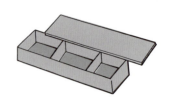

また，認知症の人はスプーンを介してのひと口量を認識することが難しくなります．そのため，手で直接食材を感じたほうがひと口量がわかりやすくなる場合があります．その場合は，たとえば主食のご飯をおにぎりにして提供するなどで早食いが改善されることがあります．

また，根本的に「なぜ早食いするのか？」ですが，認知症の人の中には「食事を誰かに盗られるんじゃないか？」という物盗られ妄想から，早食いになっている人がいます．そのような場合は，人の往来が少なく，落ち着いて食事をとれる環境を提供することが大切です．

Point 2 　咀嚼状況に合わせた食形態の提供

認知症の人の中には，咀嚼ができずに舌を前後に動かし，舌と口蓋（こうがい）で食材を押しつぶしている人が多くいます．このような人に，咀嚼が必要な食形態（常食など）を提供すると，食材の粉砕ができずに窒息をする恐れがあります．

間違った食形態が提供されるおもな原因は，押しつぶしのための舌の前後運動が，咀嚼していると勘違いされることにあります．つまり，「この患者さんはモグモグ口を動かしているから咀嚼している．だから咀嚼する力が弱くならないように常食が良い」と思われやすいということです．口の動きだけに惑わされず，奥歯を使って食材をしっかりと粉砕できているか，という視点で患者さんの口腔内を観察してください．もし，咀嚼運動の有無がわからないようなら，こめかみにある「側頭筋（そくとうきん）」を触診してみましょう（図）．側頭筋は咀嚼しているときにリズミカルに硬くなり，舌の運動だけのときは硬くなりません．つまり，モグモグしているときにこの筋が働いていない人は咀嚼をしていない可能性が高く，常食などの咀嚼が必要な食形態を摂取している場合は食形態の見直しが必要ということです．

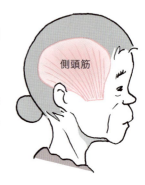

側頭筋

Point 3 集中しやすい静かな食事環境

　私たちは人の話を聞いているときにエアコンや室内の音が気になることはありません．これは，視覚，聴覚などから入ってくる感覚をフィルターにかけて，不必要な情報が頭に入ってこないようにしているからです．認知症の人はこの注意機能のフィルターがうまく働かず，聞こえてくる音，視界に入ってくるものなどすべてに注意が向いてしまうことがあります．食事中の騒がしい環境，頻繁な声かけ，目の前を慌ただしく行き来する介助者などは，どれも認知症の人の注意を食事からそらす原因になってしまいます．

　認知症の人の食事は静かな環境を心がけ，座る位置は廊下など人の往来が多いほうを向かないようにするなどの配慮が必要です．また，早食いなど気になることがあると思いますが，頻繁な声かけは注意散漫の原因になります．最低限必要な声かけを静かなトーンで伝えましょう．

Point 4 認識しやすい食事や食具の使用

　認知症の人の食事や食具は「わかりやすい」ことが基本です．たとえば，両手が使える人であれば，非利き手は食器を持ったほうが両手の感覚を使えるため，食事に意識を向けやすくなります．食器を持つことが不安定であれば，カフ付きの食器を使っても良いでしょう．また，認知症の人は手元や皿をよく見ずにスプーンを操作することがあります．そのため，正円の握り部のスプーン（**図左**）では，スプーンを持ったときにどちらがすくい部の上面かわからずに混乱してしまうことがあります．認知症の人には手の感覚からもスプーンの面がわかりやすいように楕円などの握り部のスプーンを選びましょう（**図右**）．

　食器の色も大切です．たとえば茶碗が白っぽいと，中に入っている白米との色のコントラストが低く，白米が認識されにくくなります．白米を入れる茶碗であれば，暗めの色の食器を用意すると良いでしょう．

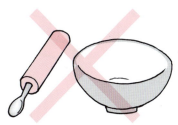

わかりにくい…

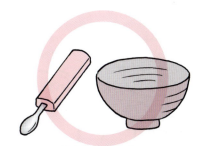

わかりやすい！

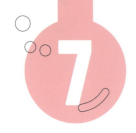

7 自力摂取の食具の選び方

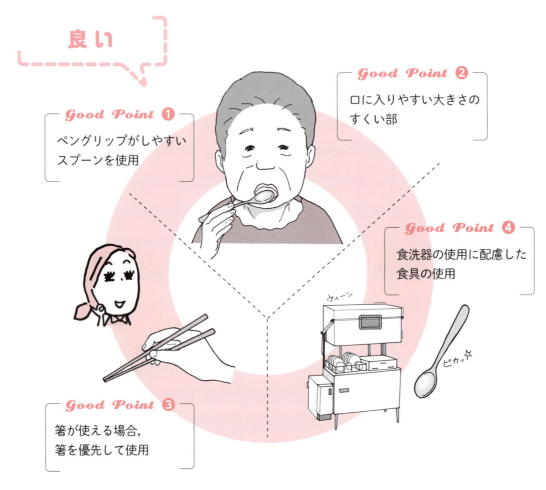

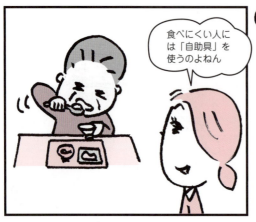
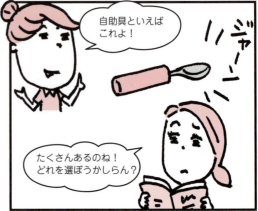

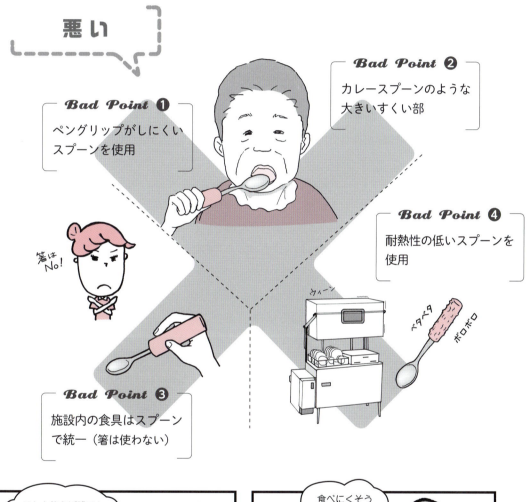
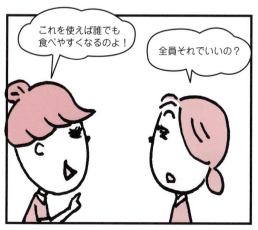
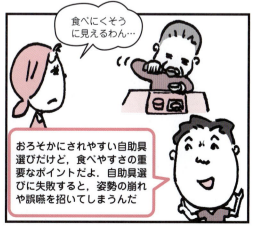

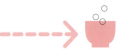 **自力摂取の食具の選び方のポイント**

Point 1　ペングリップがしやすいスプーンを使用

　スプーンの握り方はペングリップが基本であり，この握り方は特別なものではなく，一般的な握り方です．そのため，基本的には私たちが使いやすい形状のスプーンが，高齢者，障害のある人もペングリップがしやすいということです（図）．スプ

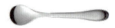

ライトスプーン®（青芳）

ーンの種類によっては，姿勢を崩しやすい回内位握り（p.10参照）を助長してしまいます．以下に注意が必要なスプーンについて説明します．

■太柄スプーン

　太柄スプーンをペングリップするには母指を大きく開く必要があります．しかし，母指の根元の関節は加齢に伴って動きが悪くなりやすい関節[1]であり，多くの高齢者や障害のある人は母指が大きく開かず，そのような場合に姿勢を崩しやすい回内位握りになってしまいます．母指の動きが悪い人に太柄スプーンを導入する際は注意しましょう．

■曲がるスプーン
　曲がるスプーンは，すくい部の面調整が容易になるため，食事動作で肘が上がりにくくなるという利点があります．ただし，首の長い曲がるスプーンは注意が必要です（図）．そのようなスプーンではスプーン自体が回転してしまうため，使用者はスプーンが回らないようにグリップを強く把持しなければなりま

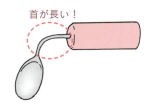

せん．曲がるスプーンを使用するのは一般的に全身の運動機能が低い人のため，スプーンの把持が不十分な人が多く，その際は姿勢を崩しやすい回内位握りになってしまいます．

■軽いスプーン
　スプーンが軽ければ患者さんの負担が軽くなると考えがちですが，軽いスプーンは握り部が軽量化していることが多く，相対的にすくい部が重くなります．そうなると，スプーンはすくい部のほうに回りやすくなってしまい，力の弱い患者さんではスプーンの把持が不安定となります（**図左**）．このような場合も，患者さんはスプーンを安定させようと姿勢を崩しやすい回内位握りをしてしまいます．スプーンの重量に必要なのは軽さだけではなく，「バランス」です．**図右**は重量は重いもののバランスが良いため，指でスプーンを押さえなくてもスプーンが安定します．

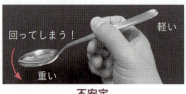
不安定

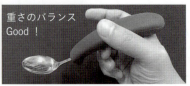
安定

Point 2 　口に入りやすい大きさのすくい部

　スプーンのすくい部のポイントは横径と深さです．横径はひと口で容易に口の中に入る大きさのもの，深さは口唇で取り込みができる深さのものを選びます．患者さんがスプーンから食べ物を「吸う」様子が観察されたら，要注意です．患者さんが「吸う」のは，スプーンが口に入らない場合や，すくい部が深すぎて口唇での取り込みが不十分となり，すくい部に食べ物が残ってしまう場合に多くみられます．

　ただし，横径が小さく浅いからといって，介助用のスプーンを自力摂取に使ってはいけません．口元までスプーンを持ってくるのが不安定になり，口を皿やスプーンに近づける食べ方になってしまいます（p.11 参照）．

Point 3 　箸が使える場合，箸を優先して使用

　箸はひと口量が多くならず，肘の上がった食事動作（姿勢を崩しやすい）にもなりにくいため，箸が使える場合は，箸を優先して使いましょう．もし，箸の使用まで「あと一歩」という場合は，「箸ぞうくん®」（図）などの自助具を使うのも良いでしょう．

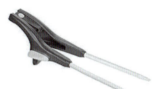

箸ぞうくん®（ウインド社）

　箸を使いやすくする工夫として，100円ショップで子ども用として売られているクリップを箸につけて使用している場合がありますが，クリップにある程度の硬さがなければ箸先を合わせることが難しく，導入には注意が必要です．

Point 4 　食洗器の使用に配慮した食具の使用

　食器洗い乾燥器（以下，食洗器）を使用すると，変形や劣化をしてしまう樹脂製やゴム製などの食具があります．病院や施設では一部の食具だけ食洗器を使用しないということは難しいため，できる限り食具は耐熱性の高い素材（金属，シリコンなど）を選びます．なお，作業療法士などが患者さんに合わせて作成する自助スプーンの多くは耐熱性が低い素材でつくられており，食洗器を使用することができません．

● 文献
1）森崎 裕：変形性母指手根中手関節（CM）関節症．*MB OrthopAaedics* 30：29-34，2017．

2 介助摂取の食サポート

指導のコツ 自力摂取と介助摂取の食サポートは同じではありません．介助摂取の人は嚥下機能だけではなく，その他の身体機能も重度に低下していることが多くなります．このような患者さんを「がんばらせる」という対応に違和感がある人も多いのではないでしょうか？ 人生のラストステージを迎え，食事が介助になった人には本人ががんばらなくても食べやすくなる介助技術，食事環境を提供することが大切です．

自力摂取も介助摂取も気をつけるところは同じでしょ？

自分で口に持っていくか，私たちが介助するかの違いだけ．何も変わりはないわよ．

○ 介助摂取の人は体力が著しく低い人が多いから，疲れにくさをより一層重視しなければならないんだ．口に食物を運ぶ動作は不要だから，姿勢も腕の動きやすさより，安定した「省エネ」な姿勢が大切になるよ．

重度の患者さんの食事介助って誤嚥や窒息しそうで怖い……

さっさと，経口摂取をやめるように医師に相談すりゃいいのよ．

○ 重度の患者さんへの対応方法をマスターすれば，食事介助の怖さも小さくなるはず．私たちの介助で，最後まで患者さんの「食べたい」を守ってあげよう．

①	介助摂取の食事姿勢	p. 034
②	リクライニング位の食事姿勢と食事介助	p. 038
③	崩れないリクライニング位	p. 042
④	介助摂食の食具選択と一般的な介助方法	p. 046
⑤	重度嚥下障害の人のための特別なテクニック	p. 050

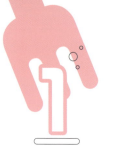

介助摂取の食事姿勢

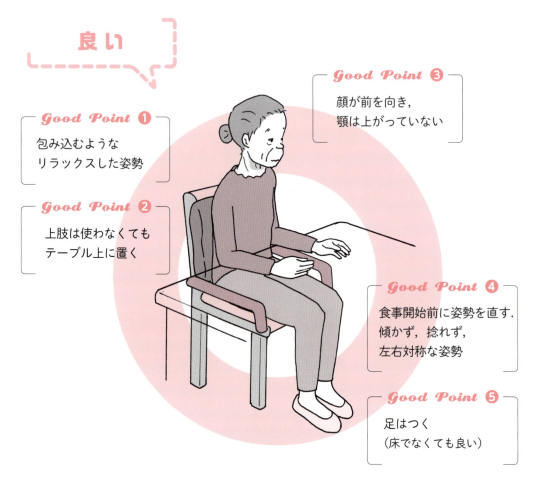

良い

Good Point ❶
包み込むような
リラックスした姿勢

Good Point ❷
上肢は使わなくても
テーブル上に置く

Good Point ❸
顔が前を向き，
顎は上がっていない

Good Point ❹
食事開始前に姿勢を直す．
傾かず，捻れず，
左右対称な姿勢

Good Point ❺
足はつく
（床でなくても良い）

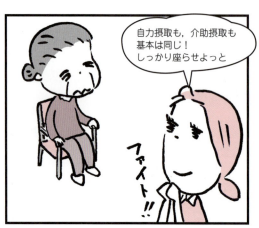

自力摂取も，介助摂取も
基本は同じ！
しっかり座らせよっと

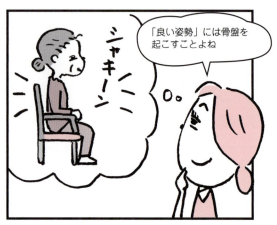

「良い姿勢」には骨盤を
起こすことよね

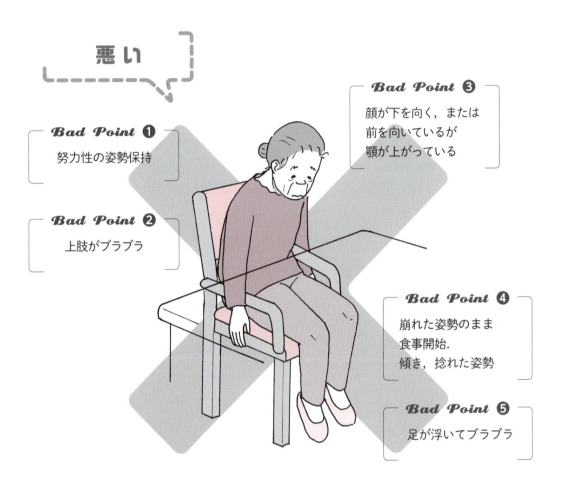

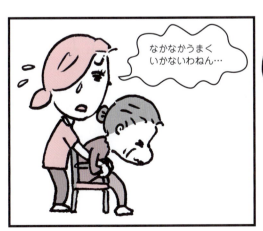
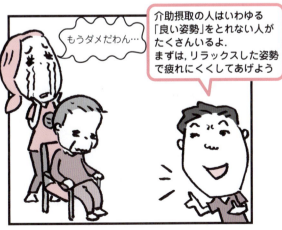

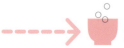 **介助摂取の食事姿勢のポイント**

Point 1 包み込むようなリラックスした姿勢

　介助摂取の人は，体への負荷量が小さな食事動作も自分ではできないほど，身体機能や体力が低下した人たちです．そのため，食事中の姿勢保持に関しても体力の消費を最小限にできるよう，リラックスした姿勢を保つことが大切になります．姿勢保持に関する過剰な努力は，患者さんの少ない体力を奪い，嚥下運動を行いにくくしてしまいます．

　自力摂取の項目で述べた，骨盤を起こしたいわゆる「良い姿勢」(p.6参照) は，介助摂取の人には難しい場合が多く，その際は，骨盤を起こすことにこだわりすぎず，椅子と背中の接触面積を広くした「包み込むようなリラックスした姿勢」で食事をしてもらいましょう．

Point 2 上肢は使わなくてもテーブル上に置く

　上肢は食事中の使用の有無にかかわらず，テーブル上に置くほうが飲み込みはしやすくなります．図を見てください．飲み込みをする際，舌骨上筋が舌骨を斜め上方向に引っ張ります．一方，舌骨を下方向に引っ張る舌骨下筋があり，その筋が強く働くと，飲み込み時の舌骨上筋が働きにくくなってしまいます．つまり，舌骨を介して舌骨上筋と舌骨下筋は綱引きをしているような関係にあり，上肢の重さが舌骨下筋に加勢をすると，飲み込み時の舌骨上筋の働きを妨げてしまうのです．そのため，上肢の重さが飲み込みの妨げにならないよう，上肢はテーブルに置いたほうが良いのです．

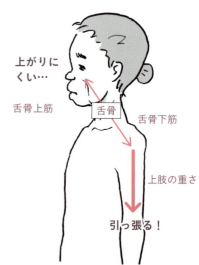

　ただし，テーブルの高さが合っていなければ飲み込みやすさに対する効果は期待できません (p.14参照)．また，テーブルに上肢を置くことで姿勢の傾きや捻れが生じるようであれば逆に飲み込みが行いにくくなるため，その場合は姿勢の左右対称性 (p.6参照) を優先し，無理はしないようにしましょう．

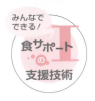

Point 3　顔が前を向き，顎は上がっていない

　これも自力摂取の場合と基本的な考え方は同じです（p.7 参照）．ただ，自力摂取の人に比べて，介助摂取の人は身体機能が低下した人が多いため，円背で顔が下を向いてしまう，または顔だけが前を向き顎が上がった肢位になっている人が非常に多くなります．顔が下を向くことは口腔内残渣やよだれ（流涎）を増やし，咽頭への食塊の送り込みを行いにくくします．顎が上がれば誤嚥のリスクが上がってしまいます．そのような人には，単純に前を向かせるのではなく，顎下から胸骨の間に指4本分のスペース（頭頸部の軽度屈曲位）をつくることを守りながら，顔を前に向かせることが必要です．具体的な方法はp.7を参考にしてください．

Point 4　食事開始前に姿勢を直す．傾かず，捻れず，左右対称な姿勢

　介助摂取の人には自力摂取の人のような上肢や体幹，頭部の動きを食事動作にほとんど必要としません．そのため，食事開始時に正しい姿勢をとっていれば，その後に食事姿勢を崩すことはほとんどなく，介助する人もされる人も楽に食事が行えます．逆に食事開始時の姿勢が崩れ，傾き・捻れのある姿勢になっていると，食事中の誤嚥の危険が常に高い状態になります．傾きや捻れのみかたについては自力摂取の場合と同じです（p.6 参照）．

Point 5　足はつく（床でなくても良い）

　食事の自力摂取では，口に食事を運ぶ動作が必要であり，そのために足は床についたほうが良いと説明しました（p.7 参照）．そうすると，介助摂取では口に食事を運ぶ動作を行わないため，足を床につけることを不要に思うかもしれませんが，これは違います．足がブラブラと浮いた状態では力が入りにくいため，姿勢保持も飲み込みもしにくくなります．そのため，介助摂取でも足を何かにつけて食事をとることが基本です．

　ただ，介助摂取の場合は，口に食事を運ぶ動作が不要なので，必ずしも床に足をつける必要はありません．座位保持がしっかりと行える車椅子であれば，フットサポートに足を乗せていても大丈夫です．

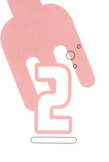

リクライニング位の食事姿勢と食事介助

> 良い

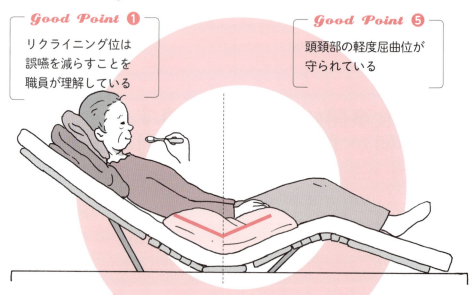

Good Point ① リクライニング位は誤嚥を減らすことを職員が理解している

Good Point ⑤ 頭頚部の軽度屈曲位が守られている

Good Point ② 足元にずり落ちず，背中が真っすぐな「くの字」の姿勢

Good Point ③ 腕の重さを支えている

Good Point ④ 浅いスプーンを使用し，ひと口量は少なめ

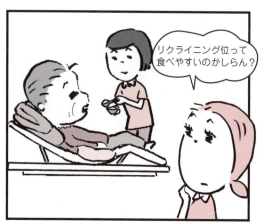

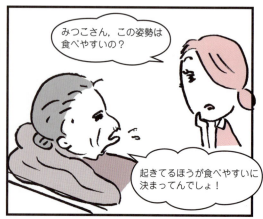

悪い

Bad Point ①
リクライニング位は飲み込みやすい姿勢だと職員が誤解している

Bad Point ⑤
顎が上がっている

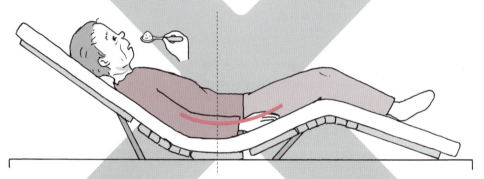

Bad Point ②
足元にずり落ちて，弓なりの姿勢．傾き，捻れた姿勢

Bad Point ③
上肢がほったらかし

Bad Point ④
大きいスプーンを使用し，ひと口量が多い

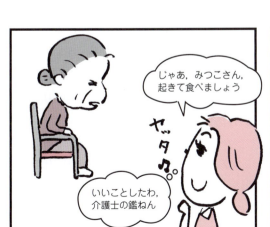

じゃあ，みつこさん，起きて食べましょう

いいことしたわ，介護士の鑑ねん

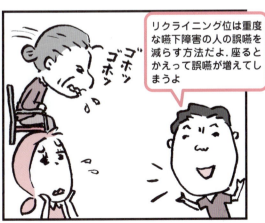

リクライニング位は重度な嚥下障害の人の誤嚥を減らす方法だよ．座るとかえって誤嚥が増えてしまうよ

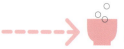 リクライニング位の食事姿勢と食事介助のポイント

Point 1　リクライニング位は誤嚥を減らすことを職員が理解している

　リクライニング位は，重度の嚥下障害の人に用いられる誤嚥を少なくする代表的な姿勢代償法であり，最後まで経口摂取を続けるための大きな強みとなる方法です．座位では食道の「手前」にある気管（**図上**）が，リクライニング位では食道の「上」になる（**図下**）ため，食塊が気管に入るリスクを低くできるのです．

　しかし，リクライニング位は嚥下にかかわる筋が働きにくくなるので，嚥下がしやすくなるわけではありません．つまり，リクライニング位は「誤嚥を減らす」姿勢であり，「飲み込みやすい」姿勢ではないということです．リクライニング位での食事は，「多少の飲み込みやすさを犠牲にしてでも，患者さんの誤嚥の苦しみを減らす方法である」ということを私たちは理解しなければなりません．

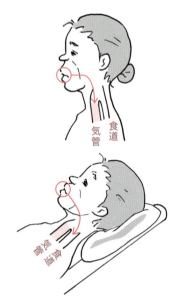

　重度の嚥下障害の人には床から30°程度背上げをしたリクライニング位が良いとされますが，円背や脊柱の変形などさまざまな身体的特徴をもっている人がいるので，個人に合わせてリクライニング角度を検討しましょう．

Point 2　足元にずり落ちず，背中が真っすぐな「くの字」の姿勢

　リクライニング位で最も多い姿勢の崩れは，足元にずり落ちた姿勢です．ずり落ちたリクライニング位では，誤嚥予防の効果が得られないだけではなく，高くなった腹圧が胃を圧迫するため，胃内容物の逆流が増加します．食後に逆流防止のためリクライニング位をとる場合がありますが，ずり落ちたリクライニング位では逆に逆流が増えるということです．しかし，ほとんどの場合，ずり落ちたリクライニング位に介助者は気づいていません．良いリクライニング位をとるためにまず大切なのは，ずり落ちに気づけるようになることです．

　良いリクライニング位のポイントは，股関節がしっかりと屈曲し，太ももと体幹がきれいな「くの字」になっていることです．ずり落ちたリクライニング位では股関節ではなく体幹が屈曲するために，背中から太ももにかけて全体的に弓なりのような姿勢になります．この姿勢では体幹が無理な屈曲を強いられるため，胸郭の動きが制限され，呼吸しにくくなってしまいます．当然，食事どころではありません．

Point 3 腕の重さを支えている

　座位で食事摂取する場合と同様に，腕の重さを支えることは飲み込みをスムーズにすることに役立ちます（p.36参照）．リクライニング位と座位とで異なる点は，リクライニング位は肩下も支えなければならない点です．リクライニング位になると肩とベッドの間には隙間ができます．そのため，リクライニング位では前腕だけではなく，肩が落ちないように肩下の隙間も支えなくてはいけません．前腕は床と平行になるようにクッションなどで支えましょう．

Point 4 浅いスプーンを使用し，ひと口量は少なめ

　口を大きく開けるためには，下顎だけではなく，上顎（頭蓋側）も後方に回転するように動きます．リクライニング位では後頭部が枕などで押さえられているために，この上顎側の動きが制限されます．つまり，リクライニング位では口は大きく開けられません．そのため，小さな開口に対応できるよう，介助用スプーンは特に浅いものを使用し，ひと口量を少なくする必要があります．

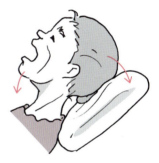

上顎が動きにくい……

　リクライニング位の人に「もっと口を開けて」と言いたくなる場合，スプーンが大きすぎるか，ひと口量が多すぎるかのどちらかです．介助方法を見直しましょう．

Point 5 頭頚部の軽度屈曲位が守られている

　ベッドでのリクライニング位はマットが柔らかい，患者さんの首が固いなど，さまざまな理由で頭頚部の軽度屈曲位（顎下から胸骨まで指4本分のスペース，p.7参照）をとることが難しくなります．だからといって諦めてはいけません．リクライニング位をとらなければならないほど重度の人だからこそ，誤嚥を防ぐ頭頚部の軽度屈曲位を必ず守るという心がけが必要です．

　頭頚部屈曲位をとるのが難しい人への具体的な対応は次の項目で説明します．

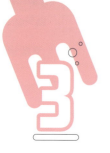

崩れないリクライニング位

良い

Good Point ①
寝ている位置は
いつも同じにする

Good Point ②
ベッドの背上げ軸と股関節
の位置を合わせてから，
リクライニング操作を開始

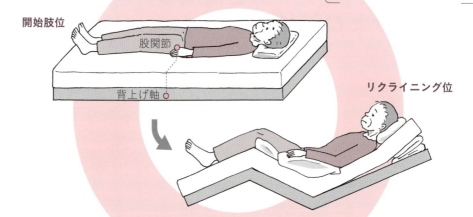

開始肢位 / 股関節 / 背上げ軸 / リクライニング位

Good Point ③
足上げで浮いてくる
太ももにクッションなどを
入れる

Good Point ④
後頭部を押すイメージで
タオルを入れ，
頭頚部の角度調整

Good Point ⑤
車椅子のリクライニング
位はティルト機能を使う

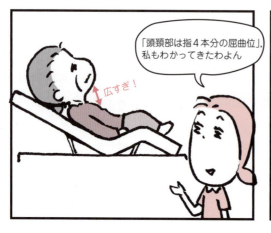

「頭頚部は指4本分の屈曲位」，私もわかってきたわよん

広すぎ！

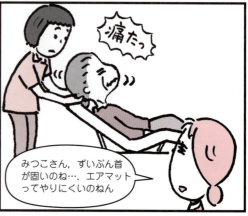

痛たっ

みつこさん，ずいぶん首が固いのね…．エアマットってやりにくいのねん

悪い

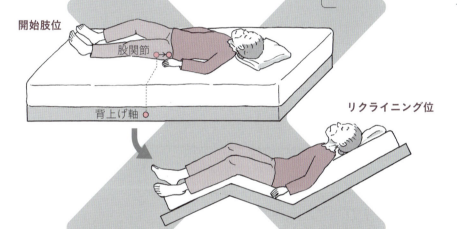

Bad Point ① 寝ている位置がそのときどきで異なる

Bad Point ② 足元にずれた姿勢からリクライニング操作を開始

開始肢位 — 股関節 — 背上げ軸

リクライニング位

Bad Point ③ 浮いている太ももを支えていない

Bad Point ④ 「首が固いから」と頭頸部屈曲位をとらない

Bad Point ⑤ 車椅子ではリクライニング機能だけを使用

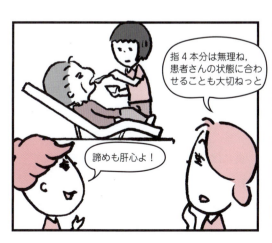

指4本分は無理ね，患者さんの状態に合わせることも大切ねっと

諦めも肝心よ！

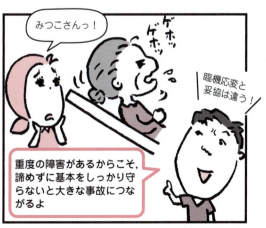

みつこさんっ！
ゲホッゲホッ

臨機応変と妥協は違う！

重度の障害があるからこそ，諦めずに基本をしっかり守らないと大きな事故につながるよ

043

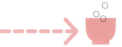 **崩れないリクライニング位のポイント**

Point 1 寝ている位置はいつも同じにする

　患者さんのリクライニング位がうまくとれない場合，その多くは体が足元にずれた肢位からリクライニングを開始しています．そのため，良いリクライニング位をとるには，足元にずれた体を上に移動する介助が必要です．しかし，これがとても重労働なのはみなさんも経験があるでしょう．そして，大変な介助はいずれ行われなくなります．

　この介助負担を軽減するためには，枕の位置を固定し，そこに寝かせる習慣をつくることです．そうすれば，リクライニングのたびに患者さんを上に移動させる手間は省けます．

Point ベッドの背上げ軸と股関節の位置を合わせてから，リクライニング操作を開始

　前述したように，良いリクライニング位では股関節がしっかりと屈曲します（p.40参照）．そのため，良いリクライニング位をとるには，股関節の動きを十分に引き出せる肢位からリクライニングを開始する必要があり，それは股関節とベッドの背上げ軸の位置が一致した肢位です．股関節の位置はお尻の横で最も張り出した部分（大腿骨の大転子）を目安にします．お尻の横を触り，下肢をコロコロと左右に揺らしながら骨の出っぱりを見つけましょう．そこが大腿骨の大転子です（図）．この大転子の位置とベッドの背上げ軸とを一致させてから，リクライニングを開始します．

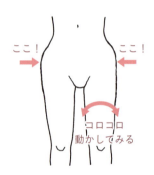

　ただしベッドによっては，誤嚥予防のために用いられる低い角度のリクライニング位では股関節とベッドの背上げ軸とを合わせられないものがあります．その際はベッドの変更を検討することも必要です．

Point 足上げで浮いてくる太ももにクッションなどを入れる

　股関節とベッドの背上げ軸を合わせると，多くの場合，太ももがベッドから浮いてしまいます．これでは姿勢が崩れてしまうため，太ももの裏にはクッションやタオルなどを入れて隙間を埋めます．入れる量は，クッションなどを入れた後，太ももの下に手のひらを差し入れ，太ももの重さを手のひらでしっかりと感じられればOKです．

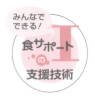

Point 4　後頭部を押すイメージで タオルを入れ，頭頸部の角度調整

　頭頸部屈曲位をとるために枕を高くするのであれば，後頭部の一番出っ張っている部分（外後頭隆起）を押すイメージでタオルなどを入れて補高します．首の下には空間があり，そこにタオルを詰め込む介助者がいますが，ここへのタオルの詰め込みすぎは逆に頭頸部を伸展させてしまいます．歯科の診療台を思い出してください．首下には支えがありませんが，頭部がしっかりと支えられているため不安定感はありません．まずは，ボーリングの球ほどもある頭の重さを後頭部でしっかりと支えることが大切です．

　上記でうまくいかない場合は，枕を補高するのではなく，ベッドとマットの間にタオルを入れてマットごと頭頸部を持ち上げます．この方法なら首が固い人，柔らかいマット（エアマットなど）の使用者でも頭頸部屈曲位をとりやすくなります．その際に守るべきことは何度も述べているように「顎下から胸骨まで指4本分のスペース」です．

Point 5　車椅子のリクライニング位は ティルト機能を使う

　リクライニング位はベッドだけではなく，リクライニング機能のついた車椅子で行われる場合もあります．このときに大切なのは「ティルト機能」を使うことです．ティルト機能とは，座面ごと椅子が傾く機能です（**図左**）．

　ベッドのリクライニング位で足を上げなければいけないのは，みなさん知っているでしょう．これはそうしないと体が足元にずり落ちるからです．車椅子も同じです．背もたれだけで角度調整（リクライニング機能）をすると体が足元にずり落ちます（**図中央**）．このずり落ちが姿勢を崩し，腹圧を上昇させ，胃内容物の逆流の原因にもなるのです．このずり落ちを滑り止めマットで抑えると，ずれる力がお尻にかかり続けるため，あっという間に褥瘡になってしまいます．必要なのはベッドと同じようにずれる力を生じさせないことであり，そのためにはティルト機能が必要です．

　もし，ティルト機能付きの車椅子がない場合，膝が上がるように座面にクッションを入れて，ベッドのリクライニング位に近づけます（**図右**）．その際，足がフットサポートにつかなくなるので，フットサポートへの補高も必要になります．

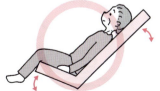

リクライニング＋ティルト
ずり落ちる力はなく，安定

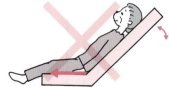

リクライニングのみ
姿勢崩れ，逆流，褥瘡の原因に！

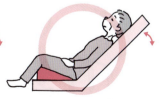

リクライニング補正
膝を上げ，ずり落ちを防止！

4 介助摂取の食具選択と一般的な介助方法

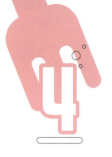

良い

Good Point ❶
患者さんの目線・顎が上がらない介助者の姿勢

Good Point ❷
介助用のスプーンを使用

Good Point ❸
ひと口量はティースプーン1杯程度

Good Point ❹
スプーンは口の真ん中から入れる

Good Point ❺
舌を軽く押して合図し，口唇閉鎖を促す

Good Point ❻
口唇が閉じてから，スプーンを引き抜く

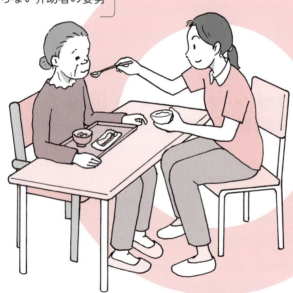

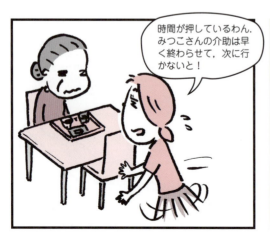

時間が押しているわん．みつこさんの介助は早く終わらせて，次に行かないと！

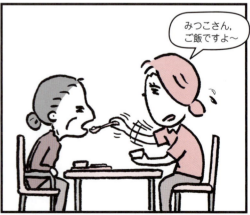

みつこさん，ご飯ですよ～

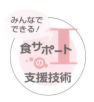

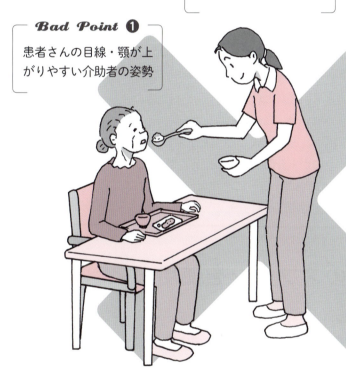

悪い

Bad Point ❶
患者さんの目線・顎が上がりやすい介助者の姿勢

Bad Point ❷
自力摂取用やカレースプーンを使用

Bad Point ❸
こんもりと盛られたひと口量

Bad Point ❹
スプーンを口の脇から入れる

Bad Point ❺
食物の取り込みの際、口が閉じていない

Bad Point ❻
上唇にこすりつけて食物を口腔内に落とす

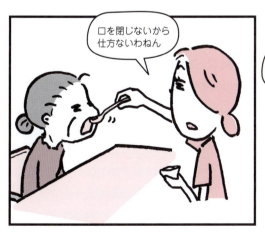

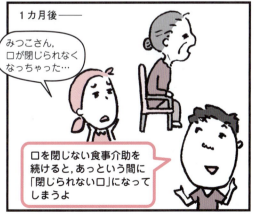

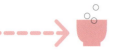 介助摂取の食具選択と一般的な介助方法のポイント

Point 1 　患者さんの目線・顎が上がらない介助者の姿勢

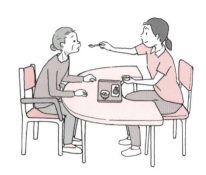

　食事介助は座って行うよう言われています．その理由は，立って介助を行うと患者さんが介助者を見ようとして目線が上がり，患者さんの顎が上がってしまうからです．しかし，座って介助をすることにこだわりすぎると，リクライニング位や介助用テーブルでの食事介助（**図**）では，患者さんとの距離が遠くなり，患者さんがスプーンに近づこうとして，顎が上がった姿勢になってしまいます．このような場合，立って介助を行うこともありますが，その際は，患者さんの顎が上がらないよう，「スプーンのほうを見てください」と，視線を誘導しながら介助をすることが必要です．

　食事介助で徹底すべきことは「座って」行うことではなく，患者さんの「顎が上がらない」姿勢づくりだということを覚えておきましょう．

Point 2 　介助用のスプーンを使用

　介助用のスプーンは自力摂取用に比べて，すくい部の径が小さく，浅いものがほとんどです．すくい部の径が小さいので，患者さんは口を大きく開けられなくてもスプーンが口に入りやすく，すくい部が浅いので，口を閉じる力が弱くても口唇を使った食物の取り込みができるのです．大きくて深い自力摂取用スプーンでは，口唇を使った取り込みがうまく行えず，空気を一緒に吸い込む「すすり食べ」になってしまいます．カレースプーンは大きすぎて論外です．

　また，介助用のスプーンは薄い柄のものが多くあります．この薄い柄は食物の取り込み時に患者さんの口唇を閉じる力がどの程度なのかを介助者が感じるのに役立ちます．もし，しっかりと口唇を閉じることができていたなら，「今の唇の力，良かったですよ」と声をかけてあげてください．きっと患者さんのやる気も上がるでしょう．

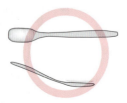
介助用スプーン

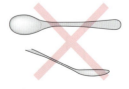
自力摂取用スプーン

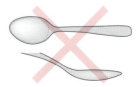
カレースプーン

Point 3 ひと口量はティースプーン1杯程度

　嚥下障害の人のひと口量はティースプーン1杯程度を基本として患者さんに合わせて調整します．食事介助を早く終えようとするとひと口量が多くなる傾向がありますが，これでは誤嚥が増えて，患者さんに苦痛を与えるだけではなく，逆に介助量が増えてしまうこともあります．自力摂取用のスプーンを介助に使うとひと口量が多くなってしまうので，介助用スプーンを使い，適切なひと口量を提供しましょう．

Point 4 スプーンは口の真ん中から入れる

　スプーンを口の脇から入れると，咬反射によって患者さんが口を強く閉じて開けてくれなくなることがあります．咬反射は奥歯付近の刺激で起こりやすいので，スプーンは口の真ん中から入れるようにしましょう．

Point 5 舌を軽く押して合図し，口唇閉鎖を促す

　口元まで運ばれたスプーンは患者さんの視界から消えるため，患者さんは口の中にスプーンが入ったことに気づきません．つまり，いつ口唇を閉じれば良いのかがわからないのです．そのため，口の中にスプーンが入ったら，スプーンの背で舌を軽く押し，「入りましたよ」の合図を送り，「口を閉じてください」と声をかけましょう．数口このような介助を続けると，舌を押しただけで口を閉じてくれるようになります．

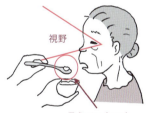

視野

見えていない！

Point 6 口唇が閉じてから，スプーンを引き抜く

　スプーンを真っすぐに引き抜くとスプーンが歯にぶつかってしまうため，やや上方に引き抜きます．また，上方向にスプーンを引き抜くことによって上唇で食材の物性や量を感じ，「どのようなものが，どれくらい入ってきた」ということを患者さんは認識できるのです．
　ただ，口唇が閉じていない状態で，そのまま上唇に食物をこすりつけてスプーンを引き抜いてはいけません．あっという間に患者さんの口唇を閉じる力が弱くなり，「閉じられない口」をつくってしまいます．「閉じられない口」では，食塊の送り込みが不十分になったり，食塊がまとめにくくなったり，口腔が乾燥したりと，悪いことばかりを招きます．

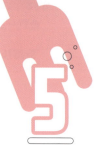

重度嚥下障害の人のための特別なテクニック

良い

Good Point ①
最後まで経口摂取を続けるために「特別なテクニック」を用いる

Good Point ②
ゼリーを直接舌上に置く

Good Point ③
姿勢を利用した対応
・リクライニング位
・側臥位

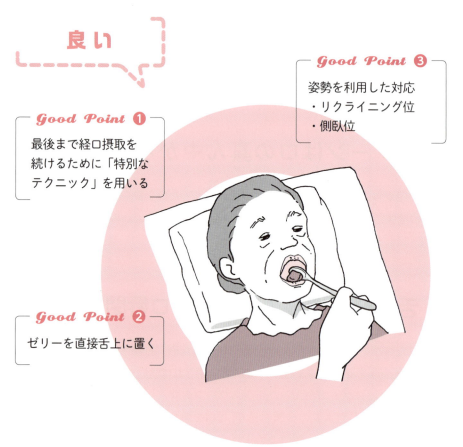

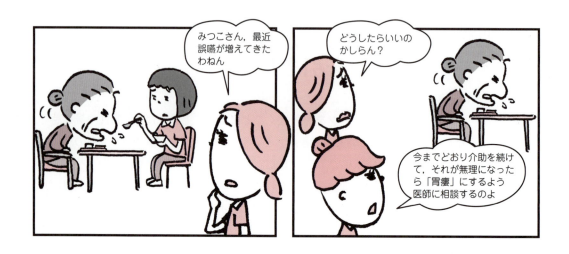

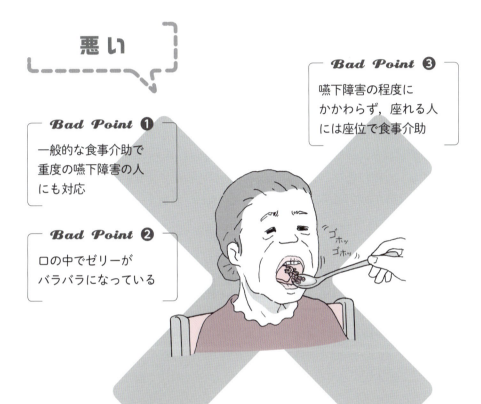

悪い

Bad Point ❶
一般的な食事介助で重度の嚥下障害の人にも対応

Bad Point ❷
口の中でゼリーがバラバラになっている

Bad Point ❸
嚥下障害の程度にかかわらず，座れる人には座位で食事介助

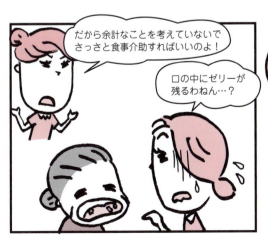

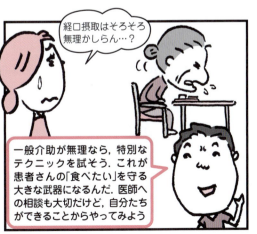

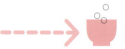 **重度嚥下障害の人のための特別なテクニック**

Point ❶ 最後まで経口摂取を続けるために「特別なテクニック」を用いる

　経口摂取が危ぶまれるような最重度の嚥下障害の人に対する食事介助は，一般的な介助技術から一歩進めた特別なテクニックが必要です．

　経口摂取が危ぶまれるような最重度の嚥下障害の人の多くが，食塊を咽頭に送り込むことや口腔内でバラバラになった食材をまとめることが難しくなり，それが誤嚥などの原因になります．そのため，食塊を咽頭に送り込む力や食塊をまとめる力が弱くても，誤嚥をしないようにする特別なテクニックが必要です．そして，その特別なテクニックは，「できるだけ口腔機能を維持する」ためのものではなく，「限られた口腔機能で食事を摂取する」ための方法です．一般的な食事介助で対応可能な患者さんであれば，特別なテクニックを用いるのではなく，一般の介助を行いましょう．

Point ❷ ゼリーを直接舌上に置く

　ゼリー食は最重度の嚥下障害の人に用いられる食形態であり，最重度の人にはスライス状のゼリーを提供します（p.95参照）．一般的な食事介助では口唇をしっかりと閉じて食材の取り込みをさせることが大切だと説明しました．しかし，この方法で取り込んだゼリーは口腔内の手前（口腔底のあたり）に落ちてしまいます．そのため，ゼリーを咽頭に送り込むためには，ゼリーを舌に乗せ直すことが必要ですが，最重度の嚥下障害の人はその動きがうまく行えず，舌に乗せ直す過程でゼリーが割れてバラバラになり，飲み込みにくくなってしまうことがあります．そして，そのバラバラになったゼリーが口腔内に残り，誤嚥の原因や細菌繁殖の温床になる場合があるのです．

　そのため，最重度の嚥下障害の人には，ゼリーが口腔内でバラバラにならないよう，ゼリーを舌に直接置き，あとは「飲み込むだけ」にするという方法があります．舌上に直接置かれたゼリーは割れてバラバラになる心配はありません．

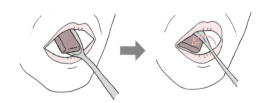
スプーンをひっくり返して舌にゼリーを置く方法

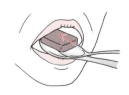
2本のスプーンを使って押し出すようにゼリーを舌に置く方法

これには2つの方法があります．1つは介助用スプーンの中でも特にすくい部の小さいものを使って，口の中でスプーンをひっくり返してゼリーを舌上に置く方法（**図左**），そしてもう1つは，2本のスプーンを使ってゼリーを舌上に押し出す方法（**図右**）です．ゼリー食を食べていても残渣があり，誤嚥を繰り返す場合にこれらの方法を検討しましょう．

Point ③　姿勢を利用した対応

■ リクライニング位

　リクライニング位での食事摂取は重度の嚥下障害の人の誤嚥予防に利用しやすい姿勢代償法です（p.40参照）．リクライニング位にPoint②のゼリーを舌に置く方法を組み合わせれば，ゼリーはバラバラになることなく，重力の作用に助けられながら咽頭へと送り込まれていくため，重度の嚥下障害の人でも経口摂取が可能となります．

■ 側臥位

　側臥位での食事摂取は「完全側臥位法」ともよばれ，福村が提唱している姿勢代償法です[1]．側臥位では咽頭腔の空間が下側に広くなるため，食塊は咽頭腔の下側にたまります（**図**）．咽頭腔にたまった食塊に対し気管は上に位置するため，側臥位では食塊が気管に入りにくくなり，誤嚥予防できるという方法です．

　この方法にはポイントが2つあります．1つめは安定した側臥位姿勢を保つことです．不安定な姿勢では首周辺の筋緊張が高くなり，円滑な嚥下運動を妨げてしまいます．側臥位は介助者が手を離すと仰向けに戻ってしまう程度では不十分です．介助者が手を離しても側臥位を保っている，あるいはうつ伏せに倒れる程度にします．そのような側臥位をとるためには上の足を下の足よりも前に出すこと，そして大きめの抱き枕を使い上半身が捻れないようにすることがポイントです．

　2つめは「フィニッシュ嚥下」を行うことです[3]．完全側臥位法は広い咽頭腔に食塊をためこむ方法です．そのため，食事の最後に食べたものが咽頭腔に残り，その残った食べ物が細菌の繁殖しやすいものであれば肺炎のリスクを高めてしまいます．そのため，側臥位での食事介助の最後には水ゼリーやトロミ水など，細菌が繁殖しにくいものを提供するようにしましょう．

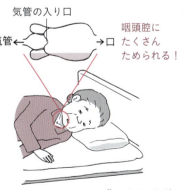

（甲南医療研究所[2]を参考に作成）

● 文献
1) 福村直毅, 他：重度嚥下障害患者に対する完全側臥位法による嚥下リハビリテーション—完全側臥位法の導入が回復期病棟退院時の嚥下機能とADLに及ぼす効果. 総合リハ 40：1335-1343, 2012.
2) 甲南医療研究所：やってみよう完全側臥位法：https://www.easyswallow.jp（2019年7月19日閲覧）
3) 福村直毅：嚥下障害に対する攻めのリハビリテーション—完全側臥位. 回復期リハ 14：9-13, 2015.

口腔を清潔に保つために

指導のコツ 口腔清掃の方法はさまざまな本に書かれていますが，忙しい医療・介護現場の実態に見合わないものも多くあります．大切なのは実際の現場で誰もができること，かつ効果的であることです．それが私たち介助者の自信につながります．

ここでは忙しい医療・介護現場でも実践可能で，かつ効果的な口腔清掃の方法を説明します．また，口腔清掃を難しくする患者さんの「拒否」と，その原因となる口腔清掃時の痛みを回避するポイントについても説明します．

口腔ケアって歯磨きでしょ？

そうそう．歯を磨いて食後の食べかすをきれいにしてあげることよ．

口腔ケアには2つの目的があるんだよ．1つはきれいな口にすること．これは肺炎などの感染症や全身疾患を予防するためで，歯だけじゃなくて粘膜の清掃も大切だね．もう1つは動く口をつくること．舌や頬，口唇が上手に動くようにすることで，よく噛めておいしく食べられるようになるんだ．

口腔ケアが大切なら，嫌がってもやるべきでしょ？

患者さんにはかわいそうだけど，無理やりにでもやることが患者さんのためなのよ．

「嫌だった」という感情は次の日以降も残りやすい．嫌がる人に無理やり口腔ケアをすると，どんどん口腔ケアを拒否するようになるよ．まずは拒否する原因を考えて，それを除去する方法を考えよう．原因の多くは痛みだよ．

①	口腔清掃とその心構え	p. 056
②	歯・粘膜・舌の清掃	p. 060
③	義歯をきれいにする方法	p. 064
④	歯磨剤・保湿剤などの使い方	p. 068

1 口腔清掃とその心構え

良い

Good Point ❶
ストレスのない
口腔清掃を目指す

Good Point ❷
顎が上がらない姿勢
（頭頸部の軽度屈曲位）

Good Point ❸
「これから○○しますよ」と
不安を軽減する声かけ

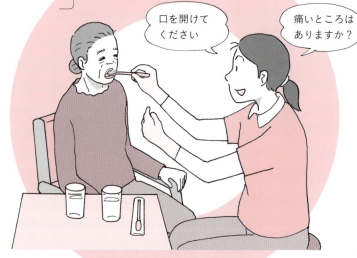

Good Point ❹
柔らかめの歯ブラシを
使用

Good Point ❺
スポンジブラシは
1回ごとに使い捨て

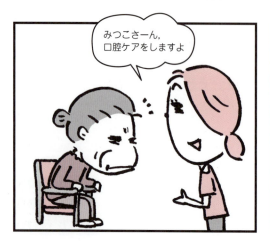

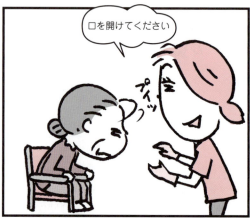

悪い

Bad Point ❶ 拒否していても無理やり実施する

Bad Point ❷ 顎が上がっている姿勢（頭頚部の伸展位）

Bad Point ❸ 声をかけずに黙々と行う

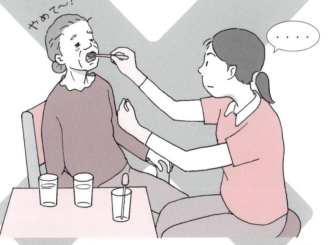

Bad Point ❹ 硬めの歯ブラシを使用

Bad Point ❺ 1本のスポンジブラシを使いまわす

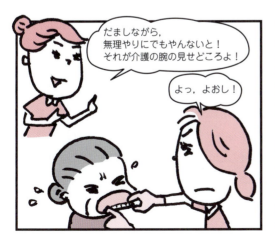

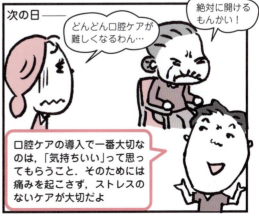

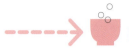 口腔清掃とその心構えのポイント

Point 1　ストレスのない口腔清掃を目指す

　この本で紹介する口腔清掃の目的は，食べられる口をつくることです．毎日，習慣的にケアを行うことで口腔内の清潔を保つことができ，唾液の分泌も良くなり，動く口になるのです．しかし，介護現場では口腔清掃を拒否する患者さんがおり，毎日，患者さん，介助者の双方に多大なストレスがかかります．

　そのような場合，無理やり口をこじ開けるのではなく，まずは拒否の原因を考えてみましょう．本来，口をきれいにすることは気持ちの良いものです．それを拒否するということは口腔清掃に何らかのストレスを感じているのではないでしょうか．多くの場合，その
ストレスの原因は「痛み」です．それは介助者の技術不足に起因することもありますし，患者さんのむし歯や口内炎など口腔内の問題が原因かもしれません．そのため，痛みを引き起こさない介助技術と口腔内の観察は重要です．

　もし，どうしても拒否が強く口を開けてくれない場合は，頰の内側や口腔前庭，歯列の外側など，患者さんが歯を食いしばっていても可能な部分から口腔清掃を始めましょう．無理強いは禁物です．「気持ち良かった」と感じてもらえれば，次第に協力的になってくれるでしょう．

Point 2　顎が上がらない姿勢（頭頸部の軽度屈曲位）

　口腔清掃は汚れを除去することなので，清掃時の汚れた唾液を誤嚥することは絶対に避けなければいけません．そして，口腔清掃時の誤嚥リスクを高めるのが，顎の上がった頸部が伸展（頭部が後方に回転）した姿勢です．

　口を開ける力が弱い人は頸部を伸展すると楽に開口できるため，「口を開けて」と伝えると，この姿勢になってしまいます．しかし，これは気道確保の姿勢なので誤嚥を起こしやすく危険です．口腔清掃時の痛みや恐怖感も患者さんの頸部が伸展する原因になります．また，座っている患者さんに介助者が立ったまま清掃すると，患者さんの視線が上がり頸部伸展位になります．口腔清掃時は患者さんの頸部が伸展しないように，介助者の視線は，患者さんの視線よりも下，もしくは同じ高さにして行うよう心がけましょう．

　口腔清掃時の患者さんの姿勢は，食事のときと同様，頸部を軽く屈曲させて，顎下と胸骨の間に指4本分のスペース（頭頸部の軽度屈曲位）をつくるように心がけましょう．

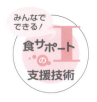

Point 3 「これから○○しますよ」と不安を軽減する声かけ

　口の中はとても敏感で見られたくない，触られたくない部分です．それに加えて，認知症などによる見当識の低下（今置かれている状況がわからない）があれば，「なぜこの人は私の口に手を突っ込もうとしているの!?」と患者さんが不安や恐怖を感じるのも当然です．

　患者さんにとって不安や痛みは口腔ケアを拒否する原因になります．何も言わずに口腔ケアを始めることは言語道断ですが，最初に「口の中をきれいしますよ」とだけ伝えて黙々と作業をするのではなく，「今，○○を触っていますよ．痛いところを教えてください」などこまめに声かけをして，患者さんの不安を軽減しながら口腔清掃を行うように努めましょう．

Point 4 柔らかめの歯ブラシを使用

　歯ブラシは柔らかめを基本とします．介助者はつい，短時間できれいにすることを優先して硬い歯ブラシを使用しがちですが，拒否の強い人や介助による歯磨きに慣れていない人へは柔らかい歯ブラシを使っての口腔清掃に慣れてもらうことを優先し，口腔清掃を「気持ちの良いこと」と認識してもらうほうが習慣化につなげやすいです．

　歯周病や歯肉出血などがある場合は痛みを感じやすく，口腔清掃の拒否につながりやすいので，特に柔らかい歯ブラシを使用し，まずは痛みのないケアを目指してください．

Point 5 スポンジブラシは1回ごとに使い捨て

　頬の内側や口蓋などの粘膜清掃には，スポンジブラシか粘膜用のブラシを使用します．多くの施設がスポンジブラシを使用していますが，使い方には注意点があります．

　口腔清掃の目的は口腔内の細菌繁殖を抑えることです．スポンジブラシは口腔内の汚れをしっかりと吸着するのに優れた構造となっており，スポンジブラシに一度ついた汚れはいくら洗っても，きれいに落とせるものではありません．そのためスポンジブラシは「口腔清掃1回ごとに使い捨て」が鉄則です．また，何度も使用することでスポンジ部が柄から外れやすくなり，事故につながることもあります．つまり，同じスポンジブラシを何度も使うことは，繁殖した細菌を口腔内にばらまき，さらにスポンジ部分が取れて誤飲させるリスクを患者さんに負わせているということなのです．

　コスト面の心配もわかりますが，同じスポンジブラシの繰り返しの使用は誤嚥性肺炎の予防に逆効果です．スポンジブラシを使い捨てにするのが難しい場合は，繰り返し使用可能である粘膜用ブラシを用意したほうが口腔清掃に関するコストを抑えることができます．

2 歯・粘膜・舌の清掃

良い

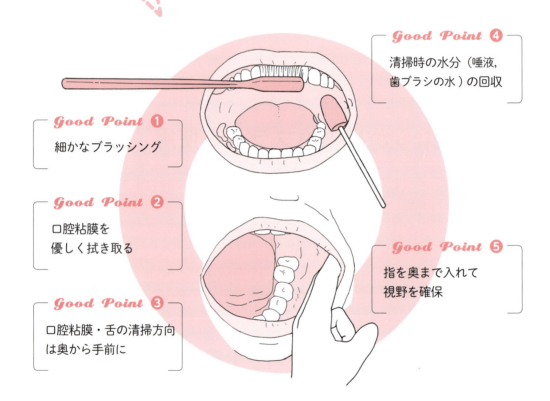

Good Point ①
細かなブラッシング

Good Point ②
口腔粘膜を優しく拭き取る

Good Point ③
口腔粘膜・舌の清掃方向は奥から手前に

Good Point ④
清掃時の水分（唾液，歯ブラシの水）の回収

Good Point ⑤
指を奥まで入れて視野を確保

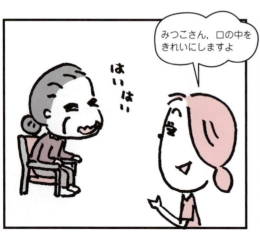

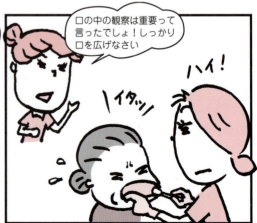

悪い

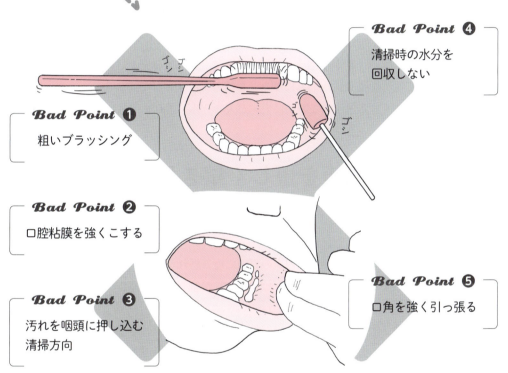

Bad Point ❶ 粗いブラッシング

Bad Point ❷ 口腔粘膜を強くこする

Bad Point ❸ 汚れを咽頭に押し込む清掃方向

Bad Point ❹ 清掃時の水分を回収しない

Bad Point ❺ 口角を強く引っ張る

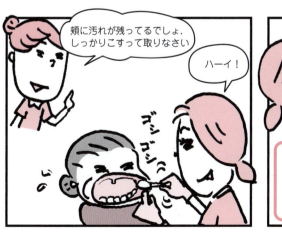

頬に汚れが残ってるでしょ．しっかりこすって取りなさい

ハーイ！

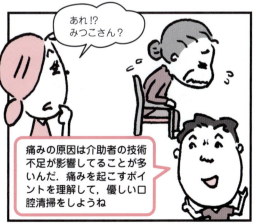

あれ!? みつこさん？

痛みの原因は介助者の技術不足が影響してることが多いんだ．痛みを起こすポイントを理解して，優しい口腔清掃をしようね

歯・粘膜・舌の清掃のポイント

Point 1　細かなブラッシング

　歯ブラシを大きく動かすと歯の表面を磨くことはできますが，小さな隙間に毛先が入り込みにくく，そうした部位の清潔が保ちにくくなります．汚れが残りやすいのは小さな隙間（歯と歯の間，歯と歯茎の間）であり，その清掃には細かなブラッシングが必要です．

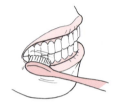

　小さな隙間を清掃する「細かなブラッシング」とは，歯ブラシを歯に当てた位置で毛先を支点に小刻みにブラシを揺らすイメージです．このようなブラッシングをすると小さな隙間に毛先が入り込み，汚れを落としやすくなります．

Point 2　口腔粘膜を優しく拭き取る

　口腔粘膜は大変デリケートです．粘膜の清掃にはスポンジブラシや粘膜用ブラシを使用し，汚れを優しく拭き取るように清掃します．スポンジブラシや粘膜用ブラシで強くゴシゴシこすると，粘膜を傷つけ，感染や口内炎の原因になる恐れがあります．粘膜清掃にガーゼを使用している施設がありますが，ガーゼは意外と目が粗く粘膜を傷つけやすいです．ガーゼの使用は極力避けましょう．

　粘膜に付着した取り除きにくい乾いた付着物は，保湿剤で湿潤させた後，しばらく時間を置き付着物を柔らかくしてから剥がすように除去すると楽に清掃できます．

Point 3　口腔粘膜・舌の清掃方向は奥から手前に

　口腔粘膜・舌の清掃はブラシを動かす方向も重要です．汚れを除去しているわけですから，肺炎予防のためにその汚れを誤嚥させないようにすることが最も大切になります．そのため，舌や口蓋（上顎）の清掃ではスポンジブラシや粘膜用ブラシを奥から手前に向かって動かすことが基本となります．頬はブラシを上下に動かしながら，徐々に手前に向かって移動するように清掃します．

　頬と歯茎の間（口腔前庭）を清掃するときは，上唇・下唇小帯（しょうたい）（図）に触れないように気をつけます．上唇・下唇小帯に触れることが，患者さんに痛みを与える大きな原因になるためです．口腔前庭の清掃は，左右上下の4カ所に分けて「上唇・下唇小帯に触れないように」行います．

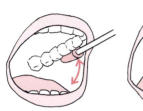
頬は上下に

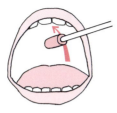
舌・口蓋は奥から手前

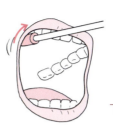
口腔前庭は右上，左上，右下，左下の4カ所に分けて

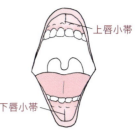
上唇小帯
下唇小帯

Point 4　清掃時の水分（唾液，歯ブラシの水）の回収

　清掃時に出た水分（唾液や水）などはすべて回収します．清掃時に出る水分には汚れが大量に含まれており，この汚れた水分の誤嚥を避けるためです．歯科医院であれば吸引器を用いて唾液を吸引しながら清掃を行いますが，介護現場での吸引器使用は現実的ではありません．

　そこで介護現場では，水分を吸収しやすいソフトガーゼやフェルトタイプのクッキングペーパーをカットして指に巻きつけながら使用し，水分を吸収するのが便利です．特にクッキングペーパーは指に巻きやすく破れにくいため使いやすいです．

　歯ブラシ，スポンジブラシに水を含ませてそのまま使用すると，水分が多く誤嚥の原因になります．軽く絞り，余計な水分を落としてから使用しましょう．

Point 5　指を奥まで入れて視野を確保

　患者さんが口腔清掃を拒否する大きな原因の1つが痛みで，痛みを引き起こす要因の代表格が「口角の引きすぎ」です．ブラッシングの際の視野を広くとるために，頬に指を入れることはよく行われます．このときに遠慮して指を浅く入れて横に広げようとすると，口角を強く引っ張ることになり，かえって患者さんに痛みを与えてしまいます．痛みを与えないように口腔内の視野を広げるには，遠慮せずに指を頬の奥まで入れましょう．その際，指を2本入れて頬の奥で「チョキ」をするように指を広げると，痛みが生じにくく，かつ口腔内の視野を広くとることができます．

　口角が荒れているようなら，ワセリンなどを塗布してから口腔清掃を実施しましょう．

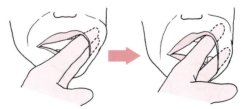
指は奥まで入れて，頬の奥を広げるつもりで，指を倒す　　さらに，指先を「チョキ」に開くと見えやすくなる

3 義歯をきれいにする方法

良い

Good Point 1
義歯を外して洗い，口腔清掃を行う

Good Point 2
流水下でブラシを使って洗浄する

Good Point 3
義歯用ブラシか硬めの歯ブラシを使用

Good Point 4
義歯洗浄剤を使用

Good Point 5
義歯洗浄剤に浸けた義歯は，薬液をしっかりと洗い流す

Good Point 6
義歯を装着して寝る場合，義歯を外して口腔清掃を行い，再装着

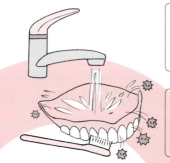
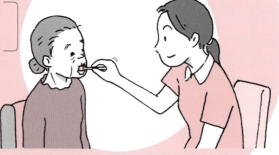

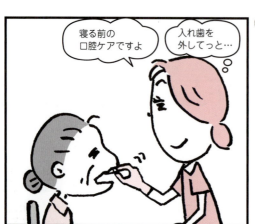

寝る前の口腔ケアですよ

入れ歯を外してっと…

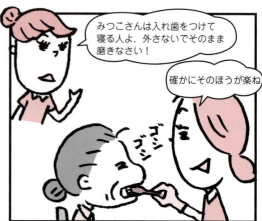

みつこさんは入れ歯をつけて寝る人よ．外さないでそのまま磨きなさい！

確かにそのほうが楽ね

{ 悪い }

Bad Point ❶
義歯を装着したまま口腔清掃

Bad Point ❷
義歯のブラッシングをしない

Bad Point ❸
研磨剤入りの歯磨剤を使ってゴシゴシ磨く

Bad Point ❹
義歯洗浄剤を使わず，水に浸けておくだけ

Bad Point ❺
義歯洗浄剤を洗い流さずにそのまま義歯を装着

Bad Point ❻
義歯をつけたまま寝るから，義歯を外さずに口腔清掃

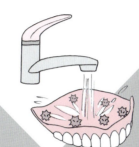
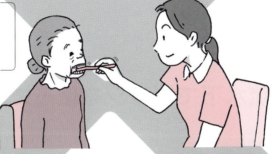

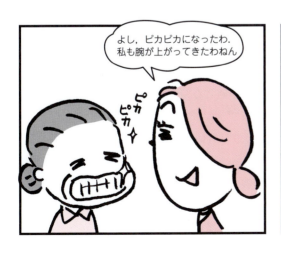

よし，ピカピカになったわ．私も腕が上がってきたわねん

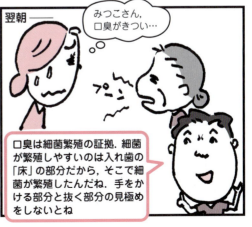

翌朝——
みつこさん，口臭がきつい…

口臭は細菌繁殖の証拠．細菌が繁殖しやすいのは入れ歯の「床」の部分だから，そこで細菌が繁殖したんだね．手をかける部分と抜く部分の見極めをしないとね

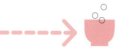
義歯をきれいにする方法のポイント

Point 1　義歯を外して洗い，口腔清掃を行う

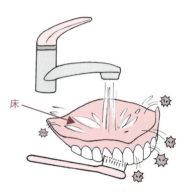

　義歯で汚れが残り，細菌が繁殖しやすい部分は，上顎と接している部分（いわゆる「床」：粘膜と接している面）です．そのため，義歯を装着したまま口腔清掃をしても，床を清掃できず細菌の繁殖を抑えることはできません．細菌を繁殖させないためには，口腔清掃のたびに義歯を外し，人工歯の部分だけではなく，細菌が繁殖しやすい「床」の裏表の両面を清掃することが重要です．また，細菌は義歯だけではなく，口腔内でも繁殖します．細菌の繁殖を抑えるには，義歯だけではなく，口腔内の清掃も行わなければなりません．

Point 2　流水下でブラシを使って洗浄する

　義歯の汚れで最も問題になるのは食べかすではなく，バイオフィルム（細菌の膜）です．食べかすは流水である程度落ちますが，バイオフィルムはブラシでこすらないと落とすことができません．そのため，義歯清掃にブラッシングは不可欠です．
　ブラッシングの際は洗面台に水をためておく，または洗面器に水を張り，その上で義歯清掃を行うと，万が一手が滑っても，義歯が破損しにくくなります．

Point 3　義歯用ブラシか硬めの歯ブラシを使用

　義歯清掃には義歯用のブラシを用います．もし，義歯用ブラシが準備できない場合，市販されている硬めの歯ブラシを使用します．義歯は痛みを感じないため，硬めの歯ブラシのほうが清掃効率が良いからです（通常の口腔清掃では歯ブラシが歯肉に当たるため，柔らかい歯ブラシが望ましい）．また，市販されている歯ブラシは買い替えが容易という利点もあります．
　研磨剤入りの歯磨剤は義歯清掃に使用しません．義歯はプラスチック（合成樹脂）でできているため，天然歯よりもとても傷つきやすいのです．研磨剤入りの歯磨剤を使用すると義歯の表面に小さな傷がつき，汚れや着色の原因になってしまいます．

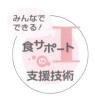

 ## Point 4　義歯洗浄剤を使用

　義歯洗浄剤はブラッシングでは落としきれない汚れを落とすことができます．この汚れは水に浸けるだけでは落とすことができないため，義歯洗浄剤を必ず使用しましょう．
　薬液に浸ける時間や頻度は洗浄剤の種類によって異なるため，説明書に従いましょう．

 ## Point 5　義歯洗浄剤に浸けた義歯は，薬液をしっかりと洗い流す

　義歯洗浄剤に浸けた後の義歯には薬液や浮いてきた汚れが付着しています．そのため，洗浄剤に浸けた後の義歯は，流水で薬液や汚れをしっかりと洗い流してから装着します．流水で洗い流すことに加え，ブラッシングを行うとより効果的に汚れを落とすことができ，衛生的に義歯を装着することができます．

 ## Point 6　義歯を装着して寝る場合，義歯を外して口腔清掃を行い，再装着

　就寝中は唾液量が減少するので自浄作用が少なくなり，最も細菌が繁殖しやすい状況です．そのため，義歯を装着して寝る場合は，一度義歯を外して，前述の義歯洗浄をしっかりと行い，細菌が繁殖しないようにしたうえで再度装着することが必要です．その際はもちろん，義歯だけではなく，口腔内も清掃しなければいけません．
　就寝中の義歯装着は夜間の良眠[1]や睡眠時無呼吸症候群の予防[2]に効果があるといわれています．一方で，血液循環改善[3]のために就寝中は義歯を外したほうが良いという考え方もあります．就寝時に義歯を装着したほうが良いかどうかはかかりつけの歯科医師に相談をしてみてください．

●文献
1) Kusunoki T, et al：Influence of wearing dentures during sleep on sleep efficiency in the elderly. *J Osaka Dent Univ* 52：163-170, 2018.
2) Bucca C , et al：Edentulism and worsening of obstructive sleep apnoea. *Lancet* 393：121-122, 1999.
3) 岡崎祥子：義歯床下口蓋粘膜の血流動態に関する研究．日補綴歯会誌 47：125-134, 2003.

4 歯磨剤・保湿剤などの使い方

> 良い

Good Point ①
歯磨剤・保湿剤は手の甲に出し，少量（小豆粒大）ずつ使用

Good Point ②
保湿剤（ジェル）の塗りっぱなし，重ね塗りはしない

Good Point ③
誤嚥のひどい人に保湿スプレーを直接噴霧しない

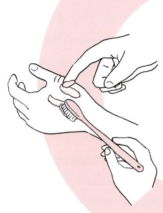
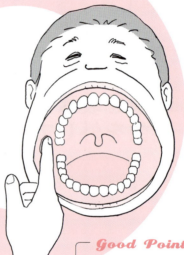

Good Point ④
義歯安定剤も少量使用が基本

Good Point ⑤
歯磨剤・保湿剤選びに困ったら専門家へ相談

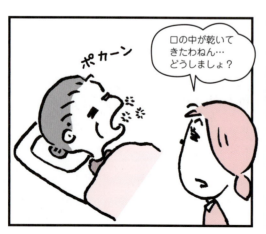
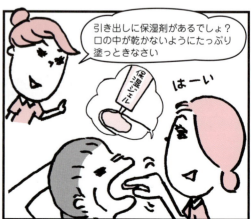

悪い

Bad Point ❶
歯磨剤（研磨剤入り），保湿剤をたっぷり使う

Bad Point ❷
保湿剤が乾いてきたら，重ね塗りする

Bad Point ❸
誤嚥のひどい人に保湿スプレーを口腔内へ直接噴霧

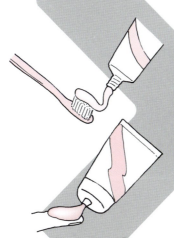
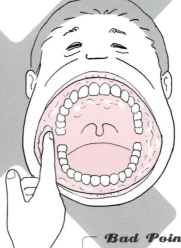

Bad Point ❹
義歯安定剤をたっぷり使う

Bad Point ❺
歯磨剤，保湿剤の効能はすべて同じと思っている

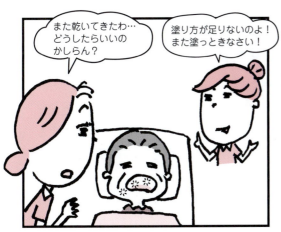
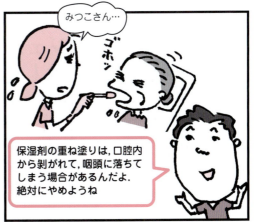

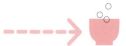# 歯磨剤・保湿剤などの使い方のポイント

Point 1 歯磨剤・保湿剤は手の甲に出し，少量（小豆粒大）ずつ使用

　口腔ケアの介助場面では，研磨剤を含む歯磨剤（いわゆる歯磨き粉）や保湿剤を使いすぎる傾向があります．これらはたくさん使えばより高い効果が得られるわけではありません．たくさん使うことが逆に患者さんに悪影響を及ぼすこともあります．

　意図的にたくさん使おうと思っていなくても，「歯磨剤を直接歯ブラシに出す」「ジェルタイプの保湿剤を直接指に出す」といった使い方は，使用量が多くなる原因の1つです．量を調整するには，一旦自分の手の甲に出し，そこから適量をとることで使いすぎを防止します．使用量は小豆粒大程度（直径5mm程度）が目安です．

■ 歯磨剤

　歯磨剤の使いすぎは歯の表面を傷つけます．歯磨剤は台所のシンク周りを掃除するクレンザーのようなものです．一般的なクレンザーは研磨剤を含んでいるため，汚れを落とす力が強いですが，シンクを傷つけてしまいます．歯磨剤も同じで，汚れを落とすには良いものですが，使用量が多すぎると，歯の表面を傷つけて汚れが残りやすくなる恐れがあります．そのため，歯磨剤を使用しないという選択肢もありますが，汚れを落とすのに歯磨剤は有効であり，「歯磨剤を使用する場合は少量にとどめる」のが現実的な対応です．また，発泡剤が含まれている歯磨剤が多く，口の中が泡だらけになることが嚥下障害の人には適さないことも使用量を少なくしたほうが良い理由の1つです．なお，研磨剤や発泡剤の少ないジェル歯磨きなどは少量使用を意識しなくても大丈夫です．

■ 保湿剤（ジェル）

　保湿剤（ジェル）は多量に塗布すると，それ自体が汚れを吸着する原因になることや，水分が抜けて乾いたジェルが口腔清掃時に剝がれ咽頭に落ちてしまう恐れがあります．ジェルタイプの保湿剤は少量を口腔粘膜に薄く塗り伸ばして使いましょう．

Point 2 保湿剤（ジェル）の塗りっぱなし，重ね塗りはしない

　保湿剤（ジェル）は塗布後も注意が必要です．基本的な考え方は，口腔内に塗布した保湿剤が乾かないようにケアを行うことです．「1度塗ったから大丈夫」と塗りっぱなしにすることや，「乾いてきたからもう1回塗ろう」と重ね塗りすることは，ジェルの厚い膜が咽頭に落ちてしまう危険や，唾液分泌を阻害する恐れがあるのでやめましょう．

　保湿剤の乾燥を防ぐには，定期的（1〜2時間ごと）に保湿スプレーや水などで口腔内の保湿剤に水分を与えること，そして，マスクの着用や臥床時に口が開きっぱなしにならない

ポジショニングを行うことが必要です．もし，もう1度保湿剤を塗りたいということであれば，最初に塗った保湿剤（ジェル）をきれいに落としたうえで再度塗布する必要がありますが，介護の手間を考えると定期的に保湿剤を保湿スプレーや水などで浸潤させるほうが現実的な対応です．

　そもそも，保湿剤の塗布は口腔内が乾いてきたら行うものではありません．保湿剤の役割は，口腔内の水分をできるだけとどめておくことです．保湿剤の塗布は，口腔清掃後の潤った口腔内に行いましょう．

Point 3　誤嚥のひどい人に保湿スプレーを直接噴霧しない

　口腔内の乾燥予防の保湿剤にはジェルタイプだけではなく，液体を噴霧するスプレータイプもあります．これはPoint②のジェルタイプの保湿剤が乾かないようにするためにも使用できます．

　ただし，このスプレータイプのものを嚥下障害の人の口腔内に直接噴霧すると，誤嚥を起こす危険があります．安全に使用するためには，保湿スプレーをスポンジブラシなどに噴霧し，その湿ったブラシで口腔内を清拭すると安全に使用できます．

Point 4　義歯安定剤も少量使用が基本

　義歯安定剤は顎と義歯をくっつけて安定させます．ということは，義歯安定剤は口腔内の汚れも同じようにくっつけてしまうということです．そのため，義歯安定剤の多量の使用は，口腔内の汚れを義歯安定剤に吸着させ細菌を繁殖させてしまうため，良くありません．義歯安定剤は米粒3つ程度の量を義歯の左右と中央につけて使用しましょう．

Point 5　歯磨剤・保湿剤選びに困ったら専門家へ相談

　歯磨剤も保湿剤も，含まれている成分によって効能が異なります．そのため，唯一無二の良い歯磨剤・保湿剤は存在しません．

　どの歯磨剤，どの保湿剤にもメリット，デメリットがあります．そのため，歯磨剤・保湿剤の選択は対象者に合わせて，どのメリットを選ぶかということです．この点に関しては，介助者がさまざまな歯磨剤・保湿剤のあらゆる効能を理解して選択するのは非現実的です．どれを使えば良いか迷うときは，かかりつけの歯科医師や歯科衛生士に患者さんの状態を伝え，アドバイスをもらいましょう．

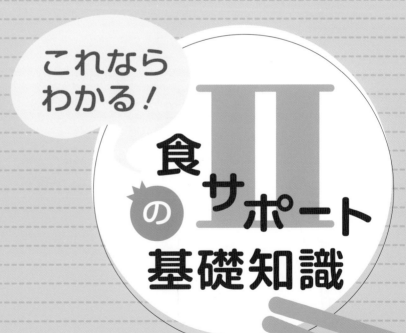

食サポート概論

指導のコツ 食事支援は栄養摂取だけが目的ではなく,「楽しみ」という側面がとても大切です．孫が初めてつくってくれたクッキー,奥さんの愛情ある手料理……．栄養摂取だけが目的ならさまざまな代替手段がありますが,このような「楽しみ」といった側面は他には代えられないかけがえのないものです．

食事の楽しみを守ることがこれからの食事支援には必要であり,そのために誰もができる環境調整を中心とした食事支援を行うこと,それが"食サポート"です．

経口摂取が危なかったら,やめさせるべきよね？

当然よ！ もし,患者さんに何かあったらどうするの．リスクは少しでも軽減しておくのよ．

医療職が食事の経口摂取をやめさせる,続けるっていう方向性を決めていいのかな？ 患者さんが大切にしているものは1人ひとり違う．だから私たちは,患者さんが価値観に沿って選んだ食事を,全力で応援することが大切なんだ．

でも,人工栄養にしたほうが,肺炎は減るんでしょ？

ムセると肺炎になるからね．人工栄養ならムセなくなるから,肺炎にはならないのよ．

それは違うよ．肺炎の原因は「ムセ」じゃなくて「細菌」だよ．経口摂取をやめると口の中が汚れて細菌が増えることは知っているよね．だから,経口摂取をやめても口の中が汚ければ,肺炎は減らないどころか増えてしまうよ．

①	訓練・治療ではない「食サポート」とは	p. 076
②	本人の思いを支援する	p. 078
③	なぜうまくいかない？ 病院・施設の食事支援	p. 080
④	誤嚥とは	p. 082
⑤	医療・介護関連肺炎（NHCAP）とは	p. 084
⑥	誤嚥性肺炎は食べながら予防する	p. 086

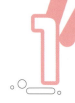

訓練・治療ではない「食サポート」とは

❶ 食サポートとは

　本書では「本人の食べたいという思いを支援するための環境的アプローチ」と定義しています．

❷ 本人の思いを出発点に

　医療・介護の現場では，「肺炎が……」「栄養状態が……」と，医療職の意見が優先される食事支援が多いですが，QOLを向上させるためには，患者さん本人がどのような食事を望んでいるかを把握し，その思いを大切にしながら，誤嚥などのリスクを下げるアプローチが必要です．

　つまり，「奥さんの手料理が食べたい」という患者さんに対して，「危ないからダメ！」と即座に否定するのではなく，その願いを叶えるために，「どうやったら食べられるか？」を出発点とし，誤嚥などのリスクを下げる方法を提案するといったことが食サポートでは重要です．

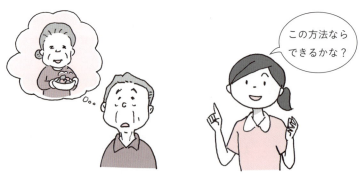

我慢させるのがケアではなく，本人の思いを叶えるのが真のケア

❸ 食事における「医学的アプローチ」と「環境的アプローチ」

　食事支援には大きく2つのアプローチがあります．

　1つは医療が中心となり，治療や訓練といった手段を用いて，患者さんの機能障害を軽減するという「医学的アプローチ」です．飲み込みやすいように嚥下反射を促通したり，口腔

周囲の筋力トレーニングをしたりなどがこれにあたります.

　もう1つは,食事姿勢や食形態,介助方法など,物的・人的環境を整えることで,患者さんに安全な食事を提供する「環境的アプローチ」です.これは食形態を変更したり,誤嚥しにくい食事姿勢をとったり,介助方法を工夫したりなどの環境調整が含まれます.

　環境的アプローチは患者さんの心身機能の状態,食事摂取状況(自助・介助)を問わずどのような患者さんに対しても実施可能なため,すべての患者さんに行うべき対応です.一方,医学的アプローチは万人に適応されるものではなく,患者さんの機能向上には限界があるということを念頭に置く必要があります.

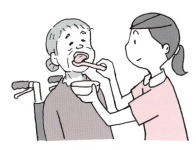

医学的アプローチ
治療,機能訓練など

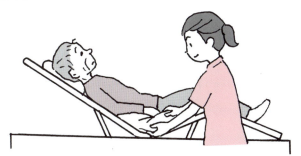

環境的アプローチ
姿勢調整,介助法・食形態の工夫など

「がんばらなくても誤嚥は減らせる」がこれからの食サポート

　超高齢社会の現在,食事支援の対応に困っているのは,積極的に機能訓練をこなせる患者さんではなく,超高齢者で意思疎通が困難で,食事中のムセが多い人ではないでしょうか.

　今,多くの施設が,機能向上の見込みが少なく,機能訓練の実施が困難な超高齢者や終末期の人への対応に苦慮しています.つまり,自分自身でがんばることのできない患者さんへの対応に苦慮しているということです.このような人に無理やり「機能訓練」を実施することがありますが,改善の見込みが少ない機能訓練は患者さんの大切な時間を奪い,介助者にもストレスを与えます.

　機能訓練偏重の考え方は,他に代替手段がないことが大きな原因です.そこで実施できることが「環境的アプローチ」です.食事環境へのアプローチであれば,どんなに障害が重度な人であっても,意思疎通が困難な人であっても,本人ががんばることなく,誤嚥のリスクを減らすことができるのです.

　今後,高齢者がますます増え,誤嚥が問題となるケースもますます増えることが予想されます.それに対し,機能訓練という医学的アプローチだけでは,太刀打ちできない状況がすでに到来しています.患者さんががんばらなくてもできる環境的アプローチ,すなわち食サポートの重要性がますます高まっています.

2 本人の思いを支援する

[1] 食事で最も大切なことは？

　食事で大切なことは何でしょうか？　栄養摂取？　肺炎にならないこと？
　私たちは，家族と食事をしながらコミュニケーションをとり，仲間と食事をすることでその信頼関係を深めています．近所に人気のパンケーキ屋さんができれば，高カロリーで体に良くないとわかっていても友人と食べに行くことがあります．つまり，食事には栄養摂取や肺炎予防という医療的側面以外にも，「コミュニケーションの場としての食事」「食事自体を楽しむ」という要素があり，病気になっても，歳をとっても，これらが食事の大切な構成要素であることに変わりはありません．
　しかし，医療・介護現場では医療的側面が主役であり，患者さんの思いは二の次になることが多くあります．医療的側面と同じくらい，食に対する患者さんの思いも食事の大切な要素であることを忘れないようにしましょう．

[2] メリットとデメリットを天秤にかけよう

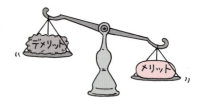

　メリット100％でデメリット0％という食事支援は存在しません．そもそも食事支援に対する考え方は，介助者の職種や経験，個人の価値観によって異なるものです．そのため，誰がみても「完璧！」という食事支援は存在しないのです．たとえば経口摂取を続けることは患者さんの食べたいという思いを守ることになりますが，家族や社会的資源の状況によっては経口摂取を続けるなら自宅へは帰れないということもあります．このようにどのような方法にもメリット・デメリットの両面があり，唯一無二の正解となる方法はないのです．そのため，メリットとデメリットを天秤にかけ，メリットが最も得られる方法を選ばなくてはなりません．そして，そのメリットとは医療者や家族のそれではなく，患者さん本人の人生にとってのメリットであるべきです．

❸ 家族ではなく，本人が望むことを考える習慣を

　わが国では個人の人生を尊重するケアがまだまだ難しく，「家族の意向」が強く反映されがちです．そのため，前項（p.76）で述べた「本人の思いを出発点に」することを医療・介護の現場で実行することは簡単ではありません．この現状を変えていくためには，もし家族の意向が重視されそうな場面においても，「本人が望んでいることは何か？」と介助者であるあなたが立ち止まって考えることです．今すぐには変わらないでしょう．だからといって，この状況に妥協することに慣れてしまうと，いつか「本人の思いを尊重しないこと」が当たり前になってしまいます．本人の人生を尊重したケアが実施できるよう，本人の思いを考えるケアを続けてください．

❹ 自分らしく最期を迎えるという視点

　2007年と2017年との日本人の死因を比較すると，最も増えているのは「老衰」です（図A）．高齢化が現在も進行しているので当然と思うかもしれませんが，高齢化が急速に進行した戦後，老衰による死亡は激減しました．それがここ20年間で急速に増え（図B），その増加数は悪性新生物（がん）や心疾患よりも多いのです．人工呼吸器やペースメーカー，人工栄養などさまざまな延命医療技術が進歩し，「老いて自然に死ぬこと」が難しくなった時代から価値観が変化し，現在は「自分らしく最期を迎える」という考え方が広がりつつあることが，老衰による死亡数の増加の要因の1つだと考えられます．

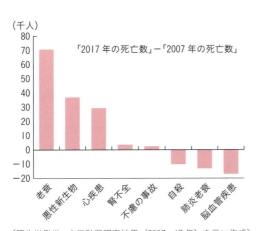

〔厚生労働省：人口動態調査結果（2007～17年）を元に作成〕
A．最近10年間の死亡原因の増減数

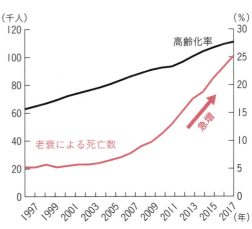

〔厚生労働省：人口動態調査結果（2007～17年）を元に作成〕
B．高齢化率と老衰による死亡数の推移

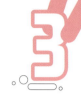

なぜうまくいかない？
病院・施設の食事支援

❶ チームアプローチは穴だらけ

　食事支援には，医療関係や歯科関係，栄養関係，福祉・介護関係など実に多くの職種がかかわります．とても充実しているようにみえますが，それは多職種のメンバーが揃いみんなで手を取り合い，チームがうまく回っているときの話です．実際の現場では，このように多職種が揃って食サポートにあたることは稀でしょう．つまり，いくつもの職種が欠けた穴だらけのチームアプローチなのです．それでは職種を増やせるかというと，経営面から難しい場合がほとんどです．つまり，このチームアプローチの穴を現在のマンパワーでどのように埋めていくか，これが現実的なチームアプローチの鍵になります．

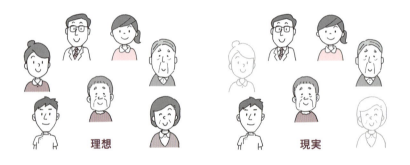

理想　　　現実

❷ 専門性の主張しすぎは「穴」をくっきり目立たせる

　それぞれの職種には専門とする得意な領域があります．しかし，自分の専門性ばかりを主張していると，空いている穴をチームアプローチで埋めることはできません．逆に専門性を主張しすぎることが職種間の壁を高くしてしまい，より穴を目立たせてしまうこともあります．特にこの傾向は医療寄りの職種に多く，「患者さんのために何ができるか」よりも，「自分の職種がやるのはここだけ」ということを優先してしまう場合が多いように感じます．
　チームアプローチで必要なのは，自らのコアとなる専門領域だけではなく，その周辺領域までカバーできる，柔軟な思考と幅広い技術をもった人材です．各職種が行う業務の境界線は明確なようでいて，実はオーバーラップしている部分がたくさんあります．たとえば口腔ケアの指導は，歯科医師や歯科衛生士が行うことが多いですが，看護師や介護士，作業療法士が行うこともあります．このようなオーバーラップした領域に積極的にかかわり，各職種が助け合うことがチームアプローチの穴を埋めるために必要なのです．

❸ 「ちゃんとやって」はダメ！誰でもできるケアを

　たとえば，食事時の頭頸部の角度調整がうまくできていない場合，介助者のやる気がない場合と，やろうとしているけれどうまくできない場合の2パターンが考えられます．そして，介護現場で圧倒的に多いのは後者です．

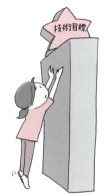

　この場合，現場にいる職員の努力が足りないのではありません．そもそも，目標とする介助技術の目標設定が高いのです．現在の医療・介護現場には資格をもたない職員がたくさんいます．最高レベルの技術は豊富な経験や知識，積み重ねたトレーニングの結果であり，資格をもたない職員が一朝一夕に修得することは難しいでしょう．そのため，知識や技術をもった人が，「ちゃんとやって！」と自分の技術を押し売りするのではなく，誰でもできる技術になるよう，わかりやすい基準をつくり，資格をもたない職員でも「自分たちにもできた！」という自信がもてるよう導くことが大切です．それは最高レベルの技術ではなく，ハードルを下げた技術になるかもしれません．それでも，一部の人だけが行える最高の技術よりも，職員誰もが行えるアプローチのほうが患者さんに大きな利益をもたらすはずです．冒頭の例でいえば，頭頸部の角度調整をできる人とできない人で差が出るような技術では，患者さんは毎回異なる頭頸部角度での食事を強いられます．しかし，誰もができる技術であれば，患者さんは一定レベルでの食事支援を毎日受けられるということです．

　本当に患者さんのことを考えるのであれば，ケア技術の目標は職員誰もが手の届くところに置くことです．

❹ 福祉用具は最新・高価なものよりも，みんなが使いやすいものを

　車椅子やベッド，マット，クッションなどは食サポートで重要な福祉機器・用具です．そして，最新の機能をもった福祉用具，高価な福祉機器になればなるほど，さまざまな機能が付帯し，操作やメンテナンスが複雑化するのが一般的です．

　高い福祉機器を買うだけ買って，「ちゃんと使いこなせるようになれよ」と若手や資格をもたない職員の指導をするのではなく，職場の誰もが使いこなせる福祉用具を選ぶことが大切です．数名の人がときどき使う高い福祉機器・用具よりも，誰もが毎日正しく使える福祉用具のほうが患者さんにメリットが大きいはずです．

4 誤嚥とは

❶ 「誤嚥＝ムセ」ではない

　誤嚥とは，気管に異物が侵入することをいいます（声門までの侵入は，喉頭流入）．この異物は食物のこともあるし，唾液のこともあります．いずれにせよ，気管は空気の通り道であり，それ以外のものが気管に入ってしまうことが誤嚥です．

　ヒトは誤嚥をすると気管に入った異物を外に出そうとします．それが「ムセ」であり，正式には咳反射，咳嗽反射とよびます．つまり，「ムセ」は異物を外に出すための正常な反応ということです．そして，嚥下障害のある多くの人は，この「ムセ」が起こりにくくなります．異物が気管に侵入してもそれを出すための反射が起こりにくくなり，誤嚥してもムセない場合が多くあるということです．異物を外に出せなければ，その異物は肺に入り込むことになります．このムセない誤嚥を「不顕性誤嚥，silent aspiration（サイレント・アスピレーション）」とよびます．特に咳嗽反射が起こりにくい睡眠中は唾液による不顕性誤嚥が起こりやすく，この唾液誤嚥は誤嚥性肺炎の大きな原因になっています．

❷ 誤嚥のタイプ

　食事中の誤嚥はそのタイミングによって3つに分類することができます．

■ 嚥下前の誤嚥（図A）

　これは飲み込みが起こる前に，気管に食物や水分が入り込んで起こるタイプです．水分，ゼリーなど，咽頭を通過する速度が速い食材で起こりやすい誤嚥です．このような場合，トロミをつけるなど，食材の咽頭通過速度を落とすことで解決することがあります．

■ 嚥下中の誤嚥（図B）

　これは「ゴックン」と飲み込むのと同時に誤嚥するタイプです．口の中に食物をため込む，なかなか飲み込んでくれないなどの場合に起こりやすい誤嚥です．口腔内の食材を認識できていない場合があるので，物性の異なるものを口に入れてみる，温かいもの，冷たいものなど刺激の強いものを口に入れてみるなどして嚥下を促し，口の中に食材をため込まないように支援することが必要です．

■ 嚥下後の誤嚥（図C）

　これは飲み込んだ後に残渣が口腔や咽頭に残り，それが呼吸の再開とともに気管に入ってしまうタイプです．残渣が残る原因を探るとともに，口の中でまとめやすい食形態の提供，

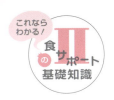

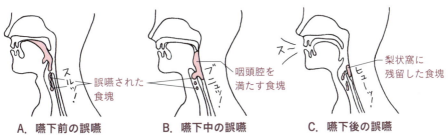

A. 嚥下前の誤嚥　　B. 嚥下中の誤嚥　　C. 嚥下後の誤嚥

残渣が残った場合にはゼリー状の食べ物と交互に摂食を行うと残渣をきれいにしながら，介助を進めることができます（交互嚥下）．

③ 背中を強く叩くのはダメ！ムセたときの対応

「ムセ」は先ほど説明したように，異物を出そうとする正常な反応です．そのため，ムセたときは異物を排出しやすいように，力強く咳込むことができるようにする，これが基本的な対応となります．以下にムセたときの4つの対応について説明をします．

■咳込みやすい姿勢に

力強く咳込むためには少し前かがみになった姿勢のほうが力が入りやすくなります．私たちが咳込むときにどのような姿勢をとっているのかを参考にしましょう．

■背中や胸はさする程度に

背中や胸を強く叩くと，その刺激で咳嗽（がいそう）反射が止まることや，息を吸うタイミングで叩くと，異物が肺のほうへ落ちてしまうことがあります．私たちも咳込んでいるときに背中を強く叩かれると咳が止まってしまいそうになりますよね．背中や胸は優しくさする程度にしましょう．

■誤嚥のタイミング，どの食材でムセたかを確認し，記録する

異物を排出することができたら，その異物をよく観察し，どの食材でムセたのかを記録しましょう．また，嚥下前・中・後のどのタイミングでムセたかも合わせて記録をしておくと，今後のケアの方向性を決めるのに役立ちます．

■呼気介助は無理をせずに

ムセたときの呼気に合わせて胸郭の動きを補助するという呼気介助の方法[1]があります．確かにこれは異物を排出するために役立ちますが，胸郭の解剖を理解しながら呼気介助を行わないと，肋骨を骨折させてしまうことになりかねません．専門知識をもった作業療法士，理学療法士などであれば行っても良いですが，もし不安があるようなら呼気介助はせずに，上記の対応3点をしっかりと行いましょう．

●文献

1）野原幹司編：認知症患者の摂食・嚥下リハビリテーション，南山堂，2011, pp111-115.

医療・介護関連肺炎 (NHCAP)とは

❶ 医療・介護関連肺炎という考え方

　肺炎にはいくつかの分類がありますが，2011年に日本呼吸器学会が新しく提唱した概念に「医療・介護関連肺炎（NHCAP：nursing and healthcare-associated pneumonia）」があります（表）．この肺炎をひと言でいえば「医療や介護を必要とする患者に発症する肺炎」ということができます．ちなみに，虚弱高齢者に発症する誤嚥性肺炎の多くはこれに含まれます．

表　NHCAPの定義

1. 長期療養型病床群もしくは介護施設に入所している
2. 90日以内に病院を退院した
3. 介護を必要とする高齢者，身障者
4. 通院にて継続的に血管内治療（透析，抗菌薬，化学療法，免疫抑制薬等による治療）を受けている

〔日本呼吸器学会：医療・介護関連肺炎（NHCAP）診療ガイドライン：http://www.jrs.or.jp/uploads/uploads/files/photos/1050.pdf（2019年7月10日閲覧）〕

❷ 誤嚥性肺炎の原因は「ムセ」ではなく，「細菌」

　誤嚥性肺炎は食事中にムセるから発症するのではありません．肺炎の原因は「細菌」です[1]．口腔内の清潔が保たれずに細菌が繁殖し，それが唾液などと一緒に気管に入り肺炎を引き起こすのです．誤嚥性肺炎は夜間に発症しやすいといわれますがその原因として，睡眠中は口腔内を洗い流してくれる唾液が減少するために細菌が繁殖しやすいこと，そして，咳嗽反射が起こりにくく，唾液誤嚥をしてもそれを排出することができないためです．

❸ 「医療・介護関連肺炎」という考え方をすれば，幅広い対応ができる

　誤嚥性肺炎という病名は，肺炎の原因が「誤嚥」という印象を強くし，誤嚥性肺炎を予防するためには「食事」への対応が唯一の手段だと認識されかねません（図左）．そうなると，介助者は患者さんがムセるたびに「肺炎になったらどうしよう」とビクビクしながら食事ケアを行い，頻繁なムセがあると，「このままじゃ肺炎になってしまう」と経口摂取を諦める方向に考えてしまうこともあります．しかし前述したとおり，誤嚥性肺炎の原因は細菌で

す．そのため，誤嚥性肺炎を予防するために必要なことは，食事だけではなく，細菌を増殖させないためのもっと幅広いケアなのです．

そこで，今までの「誤嚥性肺炎」を「医療・介護関連肺炎（NHCAP）」と置き換えて考えてみてください．免疫力を高めるために体力をつける，細菌を繁殖させないように口腔ケアを行う，誤嚥を減らす臥床時のポジショニングを行うなど，食事以外にも肺炎を予防するための方法をもっと柔軟に幅広く考えることができるはずです（**図右**）．

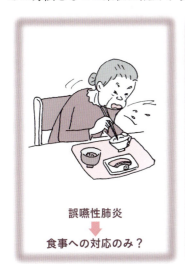
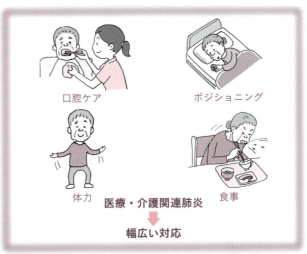

「高齢化で肺炎による死亡が増えた」は間違い

2011年に日本人の死因の第3位が脳卒中に代わって肺炎になりました．当時はニュースでも大きく取り上げられ，超高齢社会が抱える問題であるという論調の話がたくさんされました．しかし，実はここ数年，肺炎による死亡数は増えておらず，2017年には肺炎による死因は第5位まで順位を下げました．現在も進行中の高齢化の中で肺炎による死亡数が増えていないことは，今現在行われているケアを充実させることが肺炎減少につながると感じさせてくれます．

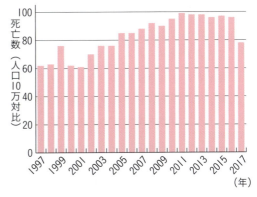

図　肺炎による死亡数の変化（人口10万対比）
〔厚生労働省：人口動態調査結果（1997-2017年）を元に作成〕

●文献
1）日本呼吸器学会成人肺炎診療ガイドライン2017作成委員会編：成人肺炎診療ガイドライン2017，日本呼吸器学会，2017，pp34-35．

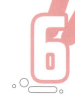

誤嚥性肺炎は食べながら予防する

❶ 胃瘻などの人工栄養は誤嚥性肺炎の予防にならない

　老衰などで肺炎を繰り返すようになると，「そろそろ胃瘻にしたほうが……」という話が出ることがあります．それでは，経口摂取をやめて胃瘻などの人工栄養にすれば肺炎にならないかというと，そんなことはありません．誤嚥性肺炎の原因は細菌です．つまり細菌が繁殖しやすい状況が最も誤嚥性肺炎を引き起こすということです．

　経口摂取をやめると，口腔内の細菌は繁殖しやすくなり，誤嚥性肺炎になりやすくなります．これは唾液による自浄作用（自分の口の中をきれいにする作用）が減少することがおもな原因です．

❷ 唾液は口腔をきれいに保つのに重要

　唾液1 mLに存在する細菌数は便1 gに存在する細菌数の約10倍といわれています．口腔内と便とでは細菌の種類は異なりますが，それほどに口腔内は細菌だらけということです．そして，それをきれいにしてくれているのも唾液です．唾液は1日に1～1.5 Lほど分泌され，口腔内の細菌を洗い流し，その増殖を抑えてくれています．

　この唾液分泌が減少するのが睡眠中です．私たちは寝起きに口の中が粘つき，口臭が気になることがありますが，これは唾液が少ない睡眠中に口腔内で細菌が繁殖するためです．また，高齢者や障害のある人の場合，服薬している薬剤の副作用で唾液が少なくなることが多く，健常者よりも唾液量は少ない傾向にあります．

　口腔ケアで細菌数を減らすことは大切ですが，患者さんの唾液による自浄作用を十分活用できるように口腔内環境を整えることも大切です．

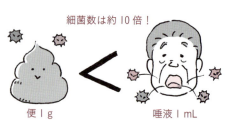

❸ 「喋ること・食べること」で口腔機能を保つ

　唾液は，喋っているときや食べているときにたくさん分泌されます．つまり，よく喋る人，経口摂取をしている人のほうが唾液による口腔内の清潔は保ちやすいということです．逆に，会話をほとんどしない人，経口摂取をしていない人は唾液量が減り，口腔内が汚れやすいのです．

　喋り，食べることは唾液の分泌以外にも，口腔内の機能を維持するために重要です．唾液がたくさん出るということは，それを飲み込む必要があります．そのため，よく喋り経口摂取をしている人は，飲み込み（嚥下）の機会が格段に多く，口腔の運動機能を維持することができるのです．あまり歩かない人は足腰が弱くなって歩けなくなります．食事も同じで，普段会話をしていない，経口摂取をしていない人は口腔機能が低下し，飲み込みがしにくくなり，誤嚥を繰り返すようになるのです．患者さんがこのような状態になってから，病院に「何とかしてください」と駆け込むのではなく，普段から会話によるコミュニケーションを増やし，経口摂取を続けていく努力をすることが口腔機能を維持し，誤嚥を予防することにつながるのです．

❹ 寝る姿勢も重要

　誤嚥性肺炎の予防で見落とされがちなのが「寝る姿勢」です．誤嚥性肺炎は睡眠中の不顕性誤嚥（ムセない誤嚥）で起こりやすいため，誤嚥しやすい臥位姿勢は当然肺炎のリスクを高めます．最も誤嚥が増えるのは頭頸部が伸展している姿勢，つまり顎が上がった臥位姿勢です．

　顎が上がった臥位姿勢は誤嚥をしやすいだけではなく，下顎が引っ張られて，口が開きやすくなります．開きっぱなしの口は口腔内を乾燥させ，細菌が繁殖しやすくなります．また，「閉じられなくなった口」は食事場面においても誤嚥のリスクを高めてしまいます（p.49 参照）．

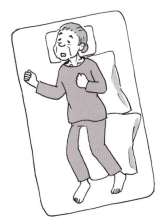

顎が上がりやすい半側臥位

　そのため，臥位姿勢においても食事のときと同じく，頭頸部の軽度屈曲位（顎下から胸骨まで指４本分のスペース，p.7）を保つことが誤嚥性肺炎を予防するために重要です．仰向けや，除圧のために用いられる半側臥位（図）の姿勢は，顎が上がりやすい姿勢のため，特に注意が必要です．

　重度嚥下障害の人の食事姿勢として用いられる側臥位（p.53 参照）は，誤嚥を少なくするのに適した姿勢です．除圧に気を配りながら，体位交換の１つに加えてみると良いでしょう．

摂食嚥下の基礎知識

指導のコツ ここでは，摂食嚥下に必要な解剖・生理学，食事姿勢の選び方や食形態といった基礎知識について学びます．基礎知識は，応用的な介護技術を提供するための基礎となるものであり，また新人職員の「なぜ？」という疑問に答えるために必要です．そして「根拠に基づいて介護を提供できている！」という職員の自信がやる気につながるのです．

基礎知識なんて勉強しなくても介助技術は覚えられるでしょ？

世の中には「うんちく好き」がいるの．そういう人だけ勉強してりゃいいのよ．

応用的な介助技術を提供できるのは基礎知識があってこそだよ．患者さんのさまざまな状態に合わせた食サポートのために基礎知識を学ぼうね．

食形態のことは厨房の人たちが考えることでしょ？

そのとおり！　それから文句があれば，検食簿に書いておけばいいのよ．

厨房の人たちはご飯をつくるプロであって，患者さんをみるプロじゃない．現場にいる人たちが食形態に関する正しい知識をもって厨房の人たちと相談できるようになるのが患者さんのためには一番だよね．

①	これならわかる！　食事の解剖・生理学	p.090
②	食事姿勢の選び方	p.092
③	食形態の分類と選択	p.094
④	「刻み食」は誤嚥性肺炎予防に有効！？	p.096
⑤	トロミ調整食品の使い方	p.098

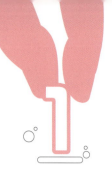

これならわかる！食事の解剖・生理学

摂食嚥下は，先行期，準備期，口腔期，咽頭期，食道期の5期に分けて考えます．

❶ 「先行期」：食べ物を認識し，口に運ぶ

先行期は，視覚や嗅覚，触覚情報などを用いて，目の前の食事が「おいしそう！」「熱いかな？」「固いかな？」「スプーンですくいやすいかな？」などということを認識し，食べ物を口に運ぶまでの過程です．食事中の姿勢や食事動作もここに含まれます．

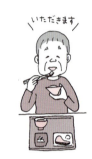

先行期は認知機能・運動機能が重要

❷ 「準備期」：食べ物をかみ砕き，唾液と混ぜて飲み込みやすい性状にする

口唇で取り込まれた食べ物は，奥歯によってかみ砕かれ，唾液と混ざりながら飲み込みやすい性状になります．この過程が準備期であり，咀嚼と食塊形成を行う時期です．

咀嚼運動は奥歯があればできるわけではありません．食材を粉砕するためには，何回もかみ砕く必要があり，そのためには奥歯から食材がこぼれ落ちないよう食材を奥歯にとどめておくこと，または，はみ出た食材を歯に乗せ直すことが必要です．その役割を担っているのが頬と舌です．頬と舌は奥歯の両サイドから食材がこぼれないように押さえ，はみ出た食材を歯に乗せ直すことを行っています．そのため，舌や頬の動きが悪い人は咀嚼時に，口腔内に食材が散らかってしまいます．

❸ 「口腔期」：食べ物を咽頭に運ぶ

飲み込みやすい性状になった食塊は咽頭（喉頭蓋谷）へ送られます．この咽頭への送り込みで重要な役割を果たすのが舌です．舌を口蓋（上顎）に押し当てながら動かすことで，食塊を咽頭へ絞り込むように送り込みます．

咽頭に食塊を送り込む際，口唇が閉じていないと十分に送り込む力が発揮できないため，口唇を閉じることも口腔期の重要なポイントです．

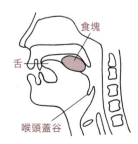

❹ 「咽頭期」：ゴックン！と嚥下反射

　喉頭蓋谷に食塊がある程度たまると，嚥下反射，すなわち「ゴックン」が起こります．この時期が咽頭期です．この時期に重要な解剖学的ポイントを2つ説明します．

■ 食道以外の「穴」を何が塞いでいる？

　嚥下反射をマヨネーズの容器に置き換えて考えてみましょう（図）．この容器には，出し口（食道）以外にも3つの穴（鼻腔，口腔，気管）があります．そのためマヨネーズ（食塊）を絞り出そうとすると，その3つの穴からもマヨネーズが漏れ出てしまうのです．つまり，マヨネーズをうまく出す（食塊を食道に送る）ためには，この3つの穴を塞ぐことが必要になります．これらの穴を塞ぐ蓋になるのは，口腔には舌，鼻腔には軟口蓋，気管には喉頭蓋と声門です．それぞれ穴の閉鎖が不十分だと，マヨネーズが穴から漏れ出ます．鼻腔の穴から漏れがあれば鼻水が増加し，口腔の穴から漏れがあれば口腔内残渣が増え，気管の穴から漏れがあれば誤嚥になるのです．

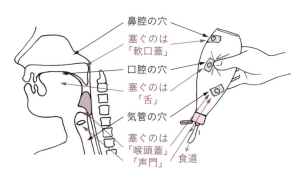

■ 舌骨上筋が喉頭の動きを引き出す

　咽頭期に舌骨上筋は活動します．この筋活動によって，喉仏は前上方に引っ張られ，それが喉頭蓋を下に回転するように倒します．この倒れた喉頭蓋は滑り台になって喉頭蓋谷にためてある食塊を食道のほうに誘導するとともに，気管に蓋をします．また，食道は普段閉じていますが，喉仏が前上方に引っ張られることによって食道が引っ張られ，食道の入り口が開きます．

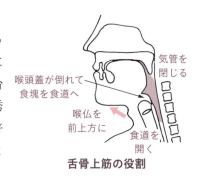

舌骨上筋の役割

　このように舌骨上筋による喉仏の動きは「ゴックン」にとても重要な役割を果たしています．舌骨上筋の筋力低下，喉仏が動くスペースがない（円背で下を向いているときなど）場合はこれらの役割を十分遂行できず，口腔内残渣や誤嚥の大きな原因になるのです．

❹ 「食道期」：食べ物を胃に運ぶ

　この時期は食道の蠕動運動という不随意運動（意識的にコントロールできない運動）によって，食塊が胃に運ばれます．食道期に問題があると食物の逆流などが起こります．

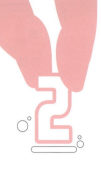

食事姿勢の選び方

❶ 自力摂取か，介助摂取か？

　食事姿勢を選ぶ前に，その選定に影響する「自力摂取か，介助摂取か？」を明確にしておく必要があります．次の状態で1つでも「NO」に該当する人は自力摂取で対応することが難しく，介助摂取で対応，もしくは自力摂取と介助摂取の折衷型となります．すべて「YES」の場合は自力摂取を検討します．

〈自力摂取チェックリスト〉

	YES	NO
・30分程度の座位保持ができる？	☐	☐
・ヘッドサポートがなくても座っていられる？	☐	☐
・（経口摂取が危ぶまれるような）嚥下障害はない	☐	☐

1つでもNOがあれば基本は介助摂取

すべてYESで自力摂取を検討

❷ 自力摂取の食事姿勢の選び方

　自力摂取の場合の食事姿勢は，本書で何度も取り上げているように食事動作が行いやすい姿勢，つまり，椅子座位が基本となります．そして，円背が重度である，車椅子で食べなければならないなどの状況に応じて，食べやすい座位に調整していくことになります．

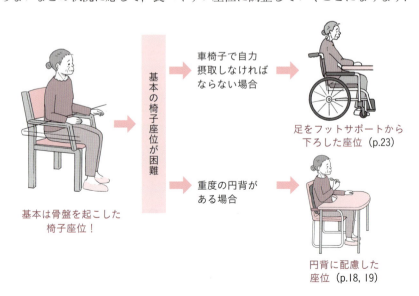

基本は骨盤を起こした椅子座位！

基本の椅子座位が困難 → 車椅子で自力摂取しなければならない場合 → 足をフットサポートから下ろした座位（p.23）

→ 重度の円背がある場合 → 円背に配慮した座位（p.18, 19）

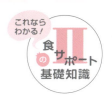

❸ 介助摂取の食事姿勢の選び方

　介助摂取は，本人が食事動作をできない場合のほか，重度の嚥下障害がある場合も必要となることがあります．嚥下障害が重度で経口摂取も危ぶまれる程度であれば，リクライニング位や側臥位など，重度嚥下障害の人に対応できる姿勢代償法を用います（p.53 参照）．また，嚥下障害が重度ではなくても，頭部保持が不安定であれば，通常の座位姿勢は困難なため，リクライニング位での介助摂取となります．

　注意すべきは，嚥下障害と運動障害の程度は必ずしも一致しないということです．つまり，歩行が可能なほど運動機能が良好な人であっても，嚥下障害が重度なためにリクライニング位などでの食事が必要な場合もあるということです．

　嚥下障害の程度がそこまで重度ではなく，かつ頭部保持が可能であれば，患者さんは座位で介助摂取となります．この際は，骨盤を起こした椅子座位，もしくは包み込むような安楽座位を基本とします．重度の円背がある場合は，自力摂取と同じように円背用の姿勢調整を行います．また，車椅子での食事の場合，自力摂取では上肢操作をしやすいように足を下ろすことが必要でしたが，介助摂取では上肢操作が不要なため，足を下ろすことは不要です．ただし，車椅子での長時間座位は避けるべきであり，移乗できるのであれば椅子に移るほうが良いです．

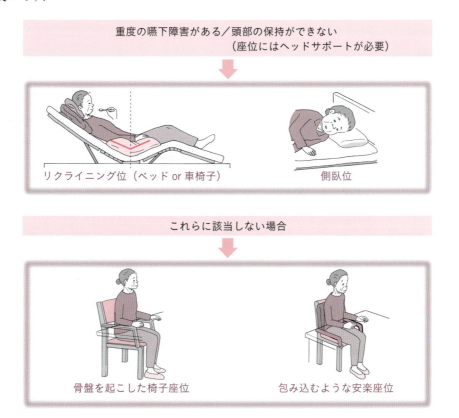

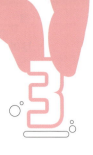

食形態の分類と選択

Point 1 食形態の分類

　食形態にはたくさんの分類があり，よび方が混乱しています．たとえば，「ソフト食」は食事の分類でよく使われる用語ですが，実際に提供されているソフト食の性状は施設によって異なります．そのため，食形態の分類は名称だけで覚えるのではなく，実際に提供している性状で覚えることが大切です．

　食形態の分類はいくつかありますが，どの分類も嚥下障害の重症度によって提供する食形態の順序性は同じです．本書では日本摂食嚥下リハビリテーション学会嚥下調整食分類2013（以下，学会分類2013）（表）に準じて説明しますので，まずはその基本となる食形態の順序性を覚えましょう．

表　学会分類2013と一般的名称

A．日本摂食嚥下リハビリテーション学会嚥下調整食分類2013　　　B．一般的名称

分類		性状	一般的名称
嚥下調整食 1j	🍮	ゼリー状	ゼリー食
嚥下調整食 2-1	🥄	均質でなめらかなペースト状	ペースト食 ミキサー食
嚥下調整食 2-2	🥄	粒のあるピューレ状	ペースト食 ミキサー食
嚥下調整食 3	🍽	形があり，舌で押しつぶし可能な程度の硬さ	ソフト食 やわらか食
嚥下調整食 4	🍽	咀嚼は必要だが，箸で切れる程度の硬さ	ソフト食 やわらか食

↑重度の人向け　↓軽度の人向け

（日本摂食嚥下リハビリテーション学会，2013[1]）を一部改変）
筆者注）学会分類には訓練食として0が存在するが，たんぱく質がほとんど含まれないゼリー（嚥下訓練食品0j），あるいはトロミ（嚥下訓練食品0t）であり，食事としての提供は難しいため省略している．

Point 2 食形態でみられる勘違い

■重度な嚥下障害のある人には「ゼリー食」じゃなくて，「ペースト食」でしょう!?

　十数年前まで，ゼリー食は普及しておらず，重度な嚥下障害のある人にはペースト食が提供されていました．そのような経緯からいまだに「重度の嚥下障害＝ペースト食」と考えて

いる職員がいます．ペースト食は口の中で広がるため，それをまとめる食塊形成能力が必要です．ゼリー食は口の中で広がらないために，食塊形成能力が不要であり，重度の嚥下障害のある人に用いられます．

■ ゼリー食はクラッシュしたほうがいい!?

ゼリー食をクラッシュすると，ペースト食と同じように口の中で広がってしまい，食塊形成能力が必要になります．ゼリー食を食べているということは，食塊形成能力が低い場合が多いため，基本的にゼリー食はその能力を要しないスライス状にして提供しましょう．

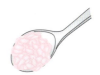

スライス状
食塊形成は不要

クラッシュ状
食塊形成が必要

■ ムセたときは白米をみそ汁に浸すといい!?

白米とみそ汁のように異なる物性の食材が同時に口の中に入ると，咽頭通過速度や咀嚼・嚥下のプロセスがそれぞれで異なるために高度な嚥下能力が必要になります．特に水分と固形物が混在する食べ物は嚥下障害のある人にとってとても食べにくいものです．白米をみそ汁に浸すのはやめましょう．

Point 3　食形態の選択

基本は診療機関を受診し専門家に相談して決定するのが良いですが，高齢者施設などではそれが難しい場合も少なくありません．ここでは，特別な器具を使わずに患者さんの食形態を選択するための視点について説明します．

■ 咀嚼はできていますか？

口をモグモグしているか否かのみで判断せず，食事を飲み込みやすい性状にできているか否かという視点で，口腔内の食事の性状，残渣の有無を確認します．咀嚼ができているなら，学会分類 2013 の嚥下調整食 4 もしくは常食を検討します．

■ 口唇閉鎖，舌による押しつぶしはできていますか？

咀嚼運動がみられなくても，口唇が閉鎖し，舌と口蓋で押しつぶしができている場合は，学会分類の嚥下調整食 3 の提供を検討します．舌と口蓋による押しつぶし運動は，舌を前後に動かして離乳食を食べている乳児の食べ方に似ています．舌を前後に動かしているときは，「これは咀嚼じゃなくて，押しつぶしかな？」と疑ってみましょう．

■ ペースト食で口の中は汚れますか？

舌による押しつぶしが不十分であれば（残渣が残るなど），ゼリー食かペースト食（学会分類 2013 の嚥下調整食 1 か 2）を提供します．ペースト食の摂取で口の中がコーティングされたように汚れる人は，ペースト食を口の中でまとめることができていません．その場合はゼリー食（学会分類 2013 の嚥下調整食 1）をスライス状にして提供しましょう．

● 文献

1) 日本摂食・嚥下リハビリテーション学会医療検討委員会：日本摂食・嚥下リハビリテーション学会嚥下調整食分類 2013，日摂食嚥下リハ会誌 17：255-267，2013．

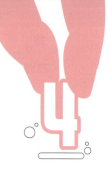

「刻み食」は誤嚥性肺炎予防に有効 !?

Point 1 「刻み食」とは

　どのような食形態を「刻み食」とよぶかは施設によって異なります．常食を粗く刻んだものであったり，細かな刻みにしてさらにあんをかけたものであったり……．ここではその中でも，常食を刻んだ刻み食（以下，刻み食）の問題点について説明します．

Point 2 「刻み食」は誰のため？

　嚥下障害のある人の多くが，歯の問題だけではなく，舌や頬，嚥下反射など，複数の機能に問題があります．そのため食事場面では，かみ砕くこと，食塊をまとめること，咽頭に送り込むことなど，さまざまな動きを行いにくくなっているのです．そうした人にとってバラバラな刻み食は食材をまとめにくく，飲み込みにくい食形態でしかありません．つまり，刻み食を食べやすい，飲み込みやすい嚥下障害のある人はほぼいないということです．刻み食を食べている人の口腔内残渣をよく観察してみてください．水分が少なく，まとめにくいものほど，残渣として多く残っていることがわかります．私たちもひき肉のそぼろを食べると口腔内に残ることがありますが，ハンバーグでは口腔内に残りにくくなります．これはそぼろが刻み食と同じように水分が少なく，バラバラとした食形態だからです．嚥下障害のある人が食べやすいものも私たちと同じく，口の中でバラバラにならず，まとめやすい食形態です．

Point 3 「刻み食」で誤嚥性肺炎は予防できる !?

　まとめにくい，飲み込みにくい刻み食は口腔内残渣として残り，それを誤嚥することが増えてしまいます．また，口腔内残渣は細菌が繁殖する温床になること，刻むことによって増加した食材の表面は細菌が繁殖しやすいことなどから，刻み食は誤嚥性肺炎を予防するのではなく，かえってリスクを高めてしまいます．

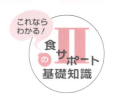

Point 4 「刻み食」はなぜなくならない？

　刻み食をなくすにはそれに代わる食形態の調理が必要であり，実現のためには設備や人材投資にたくさんのお金がかかります．これは刻み食をやめられない原因の1つですが，もっと大きな問題があります．

　それは職員の「考え方」です．常食を刻んでいる施設に食形態の変更を提案しても，職員に拒否されることがよくあります．そのような施設では，長年，刻み食を提供しているために，職員がそれを良いものと信じきっています．職員間で問題意識をもたれていないことが変わるはずはありません．まずは職員が，「刻み食が嚥下障害のある人に有効」という誤った考え方から抜け出すことが，食形態を変更する第一歩です．

Point 5 「刻み食」をやめればすぐに誤嚥は減る!?

　すぐに誤嚥が減る人もいます．しかし，刻み食をやめて他の食形態を提供すると，一時的に誤嚥が増えてしまう場合があります．これは長年刻み食を食べていた人に多く，そのような人は，食べにくい刻み食を何とか口の中で処理しようと，それに合わせた「口」になっているからです．しかし，食形態を変更した食事を何度か繰り返していると，みるみる誤嚥が減っていきます．刻み食を変更する際，1回だけの評価で「やっぱり刻み食のほうがいいわ」と考えてはいけません．

Point 6 「刻み食」を提供する際のポイント

　刻み食が誤嚥や肺炎の予防にならないことを職員が認識していたとしても，施設全体の組織としての理解が得られないと，やむを得ず刻み食の提供が必要なこともあります．その際は以下のポイントを守って調理しましょう．

- 常食を刻むのではなく，食材は圧力鍋にかけるなどして柔らかく調理したうえで刻む．
- まとまりやすいようにトロミ調整食品でトロミをつける．片栗粉でつけたトロミは唾液で分解され，食材をまとめられないため，使用しない．
- 粗刻みなら学会分類2013調整嚥下食3相当，細かな刻みなら2-2相当と考える．

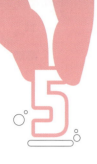

トロミ調整食品の使い方

【1】 トロミは「万能薬」ではない！

　嚥下障害のある人はトロミをつけて水分をとることがあります．これにより，水分が咽頭を通過する速度が遅くなり，またまとまりやすくなるため，誤嚥が起こりにくくなります．

　しかし，トロミをつけたからといって，それが薬のように作用して，飲み込みやすくなるわけでははありません．介護現場では患者さんがトロミをつけた水分でムセると，トロミ調整食品をどんどん追加してしまう職員がいますが，ベタつきが強くなり，かえって誤嚥や窒息のリスクを高めます．

【2】 トロミをつけるポイントは，「素早く」と「待つ」

　うまくトロミをつけるコツは，一気にトロミ調整食品を入れて素早く混ぜることです．同じく，先にトロミ調整食品をカップに入れて，そこにお茶などを注ぐとダマになりにくく，均質なトロミをつけることができます．少しずつトロミ調整食品を加えると，トロミがつき始めているところにトロミ調整食品を追加して入れることになるので，ダマになってしまいます．

　もう1つ，トロミ調整食品には商品ごとにトロミが安定するまでの時間が記載されています．その時間は，早いもので2分間，一般的には5分間程度です．トロミをつけるのに失敗する人は，この時間を待たずにトロミの性状を確認し，「ゆるすぎる」とトロミ調整食品を追加してそれがダマになり，一定時間が経過するとベタベタになるという悪循環を起こしています．

　「○○さんには（このスプーンで）すりきり1杯」などと決めておき，その分量を素早く入れてかき混ぜ，途中でトロミ調整食品を追加することがないようにしましょう．

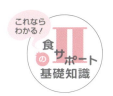

❸ トロミが「ゆるい」「つきすぎた」場合の対応

　トロミ調整食品の追加はダマができる原因になります．そのため，トロミがゆるかった場合は，強くトロミをつけた飲み物を別につくり，それをゆるかった飲み物に追加することでトロミを強くします．逆にトロミをつけすぎた場合は，そのまま飲み物を追加することで薄めることができます．

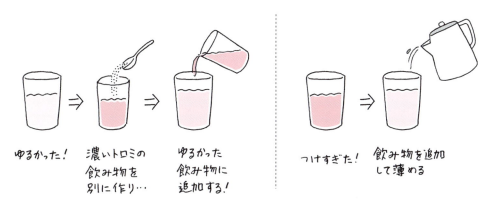

❹ トロミの段階

　医療・介護の現場では，誰もが均質なトロミの性状を患者さんに提供できることが何よりも大切です．そのためには，トロミの段階をわかりやすくして，増やしすぎないようにしなければなりません．

　図は介護現場で普及している日本介護食品協議会のトロミの分類で，4段階に分類されています．医療・介護現場においてもこの程度の段階づけが良いでしょう．ただし，「ソース状」などの表現では介助者の主観によってばらつきが出るため，前述のようにトロミ調整食品の量を決めることが大切です．また，水分へトロミをつけるのであれば，使用するカップや水分量もあわせて決めておくことで，均質なトロミを提供できます．

フレンチ ドレッシング状	とんかつ ソース状	ケチャップ状	マヨネーズ状

図　トロミの目安（日本介護食品協議会）　　　　　　　　　　　　（日本介護食品協議会）[1]

●文献
1) 日本介護食品協議会：https://www.udf.jp/outline/udf.html（2019年7月20日閲覧）

【著者略歴】
佐藤 彰紘
(さとう あきひろ)

1999年	弘前大学医療技術短期大学部作業療法学科卒業
同　年～	公益財団法人シルバーリハビリテーション協会シルバー病院（現メディカルコート八戸西病院，青森県八戸市）に勤務
2005年～	アール医療福祉専門学校専任教員
2007年～	健康科学大学助教
2010年～	健康科学大学専任講師
2010年	山梨大学大学院医学工学総合教育部医科学専攻解剖学講座にて医科学修士号を修得
2011年～	目白大学保健医療学部作業療法学科専任講師
2019年～	目白大学保健医療学部作業療法学科准教授

がんばらなくても誤嚥は減らせる！　シンプル食サポート
誰でもできる　毎日できる　高齢者の食事支援　ISBN978-4-263-26605-2
2019年9月10日　第1版第1刷発行

著　者　佐　藤　彰　紘
発行者　白　石　泰　夫
発行所　医歯薬出版株式会社
〒113-8612　東京都文京区本駒込1-7-10
TEL. (03)5395-7628(編集)・7616(販売)
FAX. (03)5395-7609(編集)・8563(販売)
https://www.ishiyaku.co.jp/
郵便振替番号 00190-5-13816

乱丁，落丁の際はお取り替えいたします　　印刷・あづま堂印刷／製本・愛千製本所
© Ishiyaku Publishers, Inc., 2019. Printed in Japan

本書の複製権・翻訳権・翻案権・上映権・譲渡権・貸与権・公衆送信権（送信可能化権を含む）・口述権は，医歯薬出版（株）が保有します．
本書を無断で複製する行為（コピー，スキャン，デジタルデータ化など）は，「私的使用のための複製」などの著作権法上の限られた例外を除き禁じられています．また私的使用に該当する場合であっても，請負業者等の第三者に依頼し上記の行為を行うことは違法となります．

JCOPY ＜出版者著作権管理機構 委託出版物＞
本書をコピーやスキャン等により複製される場合は，そのつど事前に出版者著作権管理機構（電話 03-5244-5088，FAX 03-5244-5089，e-mail : info@jcopy.or.jp）の許諾を得てください．